Ulrich Gottlieb

WOLKENHÄNDE

Taiji durch Erfahrun

Impressum:

Verlag: Loop-Art, Wien – Bangkok
http://taiji.loop-art.eu
http://wolkenhaende.loop-art.eu
ISBN: 978-3-200-02001-6

Inhalt

Für Master Lim Chee Choon

Vorwort

Ich kenne Ulrich Gottlieb als eine vertraute Seele, die zu Fuß wandert. Ich habe immer das Gefühl, als würde er die Hände der Wolken halten, um ihnen von der Poesie des Stillstandes zu erzählen. Doch während seines Erzählens erfährt auch das ganze Rundherum, die Bewegung und den Augenblick zu fühlen. Ich laufe entlang seiner Zeilen, als würde ich stehen. Ruhig wie ein Berg, aber gleichsam in Bewegung wie der Wind. Ich höre ihn sagen: „Die Meditation ist ein wachsames Verweilen in der Gegenwart." Genau dieser Satz führt mich zu einem anderen Bild des Zeitbegriffes, welches ich dem Autor dieses Buches und seinen Leserinnen und Lesern widmen möchte:

Die Zeit

hat viel Zeit
Es ist vier Uhr früh,
als wäre es nur September,
als würde sie das Weinglas heben
und zum Wohl sagen
Sie stirbt mitten in einem Wort,
winkt zu,
als ob sie abreise

Die Zeit ist großzügig und weise zugleich
Suchst du zuflucht
in einer verlassenen Hütte unbekannten Ortes,
hinterlegt sie für dich Zündhölzer über dem Tür-
rahmen,
da du vielleicht irgendwann Wärme brauchst
Langmütig stillt sie dein Leben,

adoptiert deinen Tod zugleich
Deckt sich dein Frohsinn ab,
so macht sie sich Sorgen
Sie vernarbt auf deinen Wunden
Deinem Heute zuliebe kommt sie jetzt,
nicht morgen

In deinem Leid weiß sie nicht zu vergehen
Uneinholbar ist sie in deiner Glückseligkeit
Sie verspätet sich in deinen Pausenglocken,
Dir zuliebe trifft sie bei lieblosen Verabredungen
später ein

Die Zeit der Zeit endet nie
Als wäre es nicht vier nach vier oder morgen früh,
sondern, es sei bloß deine Wenigkeit vor Herbst
Sie scheint dir herüber,
als wolle sie deine Finsternis erhellen
Sie verträgt keine Punkte
Wie ein Beistrich legt sie sich sanft über deine
Lippen
Du hebst dein Herz
und trinkst noch einen Schluck Leben,
als würdest du ihr zum Wohle sagen.

Serafettin Yildiz

Notiz

„Warum etwas schnell machen, wenn man es auch langsam machen kann". Dieser Gedanke eines Freundes schafft für mich auf wunderbare Weise einen Berührungspunkt zu einer Bewegungskunst, die mich auf eine Reise in eine andere Welt führte. Ich empfand es als großes Glück, auf Master Lim Chee Choon zu treffen und bei ihm die Kunst des Taiji Quan zu erfahren. Wenn wir auch in vielen Dingen aus zwei so unterschiedlichen Welten kamen, so verband uns der Weg des Taiji Quan sehr stark mit ihm, eine Freundschaft ohne viele Worte, mit einem großen Herzen. Es waren kostbare Momente von schöner Einfachheit. Seine Anweisung „Every morning" nehme ich gerne weiter mit auf die Reise. Sein Wunsch war es, seine Erfahrung an uns weiterzugeben. Nun möchte ich diesen fortsetzen und gebe nun gerne weiter, was ich in dieser anderen Welt und der Bewegungskunst entdecken konnte. Aus vielen Notizen, Eindrücken und Erfahrungen entstand dieser Essay. Fünf Kapitel führen auf den Übungsweg des Taiji Quan. Der erste Bericht erzählt von einer Reise nach Penang in Malysia, von der Begegnung mit Master Lim Chee Choon. Das zweite Kapitel handelt von einer weiteren Erkundung des Taiji Quan in Gedanken und Notizen. Der dritte Teil handelt vom richtigen Zeitpunkt, enthält Ausschnitte aus Dialogen von Workshops und Seminaren. Der vierte Teil ist eine Anleitung, für den Übungsweg des Taiji Quan. Im fünften Teil findet sich ein Glossar, wo zum leichteren Verständnis alle gängigen Begriffe rund um Taiji erläutert werden.

Ulrich Gottlieb

"Das Gewöhnliche ist das Außergewöhnliche".
Wang Xiang Zhai

I. Penang

Penang/ Malaysia. Ang, ein Freund in Penang brachte mich zu Master Lim Chee Choon. Er unterrichtete damals, als ich das erste Mal Penang besuchte, auf dem Dach der Foo Chow Hoay Kuan Association in Georgetown. Bei der ersten Begegnung saß Master Lim unten in einem kleinen Zimmer neben der Treppe, die zur Dachterrasse hinauf ging. Er war gerade in die Zeitung vertieft, als ich ihm von jenem Freund vorgestellt wurde. Er blickte von der Zeitung auf und musterte mich sehr lange und schweigend durch seine große Brille. Nach einer Weile, dann endlich, sagte er zu mir, ich könnte bei ihm lernen. Der Freund übersetzte es mir, da Master Lim kaum Englisch sprach. Das schien erst einmal gar nicht so selbstverständlich, kam er doch aus einer älteren Tradition, nach der es nicht üblich war, dass ein Taiji Master jeden, der kam, unterrichtete. Viel später allerdings änderte Master Lim seine traditionelle Einstellung und jeder war willkommen, Taiji bei ihm zu lernen. Das hatte damit zu tun, dass seine Erfahrung und sein Wissen zu Taiji verloren ginge, wenn er es nicht weitergeben würde. Zu der Zeit, als ich ihn das erste Mal traf, hatte Master Lim eine große gemischte Gruppe von Taiji Schülern, alte und junge. Zweimal die Woche abends gab er Unterricht. Man führte mich nun eine schmale Treppe hinauf, auf eine große Dachterrasse, wo sich ein Großteil der Gruppe bereits versammelt hatte. Sie unterhielten sich, wärmten sich auf oder spielten schon ein paar Taiji Bewegungen. Kurz darauf kam Master Lim auf die Dachterrasse, stellte sich in seine Position und eröffnete die Form. Die ganze Gruppe lief dann mit ihm die Form. Das war ein eindrucksvolles Bild. Es war abends, kurz vor Sonnenuntergang, und die gesamte Altstadt war in ein sehr schönes warmes Licht gefärbt. Von allen Seiten setzten, etwas zeitversetzt, die Muhezzins aus den Lautsprechern der Moscheen zum Abendgebet ein. Zu diesem Klangteppich bewegte sich die Gruppe über den Dächern von Georgetown. Master Lim ging nach der Form über zum Pushhands, den „schiebenden Händen". Für seine außergewöhnliche Fähigkeit im Pushhands war Master Lim besonders bekannt. Bei den „schiebenden Händen" geht es um die Anwendung der Taiji Prinzipien im Kontakt mit einem Partner, respektive einem Gegner. Bei diesem Taiji mit einem Partner kommt vor allem der Aspekt der Kampfkunst zur Entfaltung. Nicht mit hartem Krafteinsatz sondern durch Entspanntheit und Aufmerksamkeit ging man dabei vor. Ein Training des Geistes über den Körper in der Bewegung. Der meditative Aspekt spielt daher für die notwendige Konzentration und Achtsamkeit eine große Rolle. Das ist es, was Taiji Quan auszeichnet. Wenn wir einen bestimmten Aspekt üben, so sind die anderen Aspekte nicht ausgeschlossen. Master Lim betonte dies immer wieder. Sei es, dass wir von der Perspektive der Gesundheit, der Meditation oder der Selbstverteidigung aus übten. Für Master Lim spielten alle Aspekte des Taiji Quan Übungsweges eine gleichwertige Rolle. Sehr offensichtlich war bei Master Lim die Begeisterung für das Pushhands im Taiji Quan am größten. Er demonstrierte und erläuterte sehr viel anhand eines Schülers, mit dem er bestimmte Positionen und Anwendungen zeigte. Dabei wiederholte er wieder und wieder die Grundprinzipien der Haltung und Bewegung, benutzte dazu weiße Kreide, um am Boden verschiedene Zeichen und Skizzen zu machen. Immer wieder malte er Pfeile, Kreise und Dreiecke, um die Bewegungsrichtungen zu veranschaulichen.

Dann probierten wir verschiedene Abläufe in Kontakt mit einem Partner aus. Erst bei den „schiebenden Händen", da spüren wir, wo wir uns auf unserem Weg des Taiji Quan befinden.

Master Lim Chee Choon

Master Lim wird 1920 in Fuzhou / China, geboren. Mit etwa fünfzehn Jahren kommt er zusammen mit einem Freund mit dem Schiff nach Malaysia, wo er sich erhofft, Arbeit unter besseren Lebensbedingungen zu finden. Er arbeitet als Kellner in einem für Georgetown typischen, chinesischen Coffeeshop. Gleichzeitig beginnt er in seinen jungen Jahren mit dem Taiji Quan bei Master Yap Siew Thian, einem Schüler von Master Zheng Man Qing. Später pachtet Master Lim einen Coffeeshop und unterrichtet Taiji Quan abends auf dem Dach. Schließlich eröffnet er nach einigen Jahren seinen eigenen kleinen Coffeeshop. Er wechselt seinen Unterrichtsort in die Foo Chow Hoay Kuan Association und gibt in den letzten Lebensjahren seine Erfahrung und sein Wissen in einem kleinen Park nahe seines Hauses weiter. Dieser kleine Park war zum Treffpunkt von Schülern aus aller Welt – Argentinien, Kanada, England, Deutschland, Italien – geworden. Er übt für sich selbst morgens Zhan Zhuang und die Taiji Form und abends eine gute Stunde Meditation vor dem Schlafen. Sein Taiji ist immer nah am Alltag dran, mit diesem sogar untrennbar verbunden. Mit sehr unkonventionellen Methoden erklärte er das Taiji Quan. Ein rotes Gummiband, die Pedale am Fahrrad, ein Stück Schaumstoff, eine Schnur, ein Stift, sogar ein Kuchen im Teehaus, die Teekanne, Essstäbchen und Soßenschälchen, der Ventilator: Alles alltägliche Dinge, an denen Master Lim Chee Choon die Taiji Prinzipien gerne demonstrierte. Mit dem Berühren von bestimmten Punkten bei uns am Körper „erklärte“ er die Bewegungsprinzipien. Zugleich ließ er uns bei ihm fühlen, wie eine Bewegung beim Taiji im Körper abläuft. Man entwickle so im Laufe der Zeit ein Körpergedächtnis. „Gebrauche deinen Geist und fühle es“ und „Praktiziere jeden Tag“. Das war sein Taiji durch Erfahrung.

Der Park

Master Lim taucht mit seinem schwarzen alten Fahrrad auf, am Lenker seine Plastiktasche mit seinen Taiji Notizen darin. In seiner Hemdtasche steckt ein schwarzer Stift und das Kalenderblatt vom selbigen Tag, auf dessen Rückseite er Notizen macht. Er hat seinen Unterrichtsort in einen kleinen Park verlegt. In der Nähe seines Hauses, wo früher auch sein Coffeeshop war. Dieser ist schon seit ein paar Jahren geschlossen. Der Unterricht war nun am Morgen, gegen halb acht. Unter der Woche sind wir meistens eine kleine Gruppe. Sonntags versammelt sich dann oftmals eine sehr große Gruppe. Das Faszinierende an Master Lim: Es gibt nichts, keine Schule, keine Show, nur diesen kleinen Park an der Ecke Acheh und Armenian Street, wo wir uns jeden Morgen treffen. Es gibt kein System, keine feste Struktur. Alles passiert spontan, was immer wieder etwas wunderbar Überraschendes hat. Manchmal beginnen wir mit Zhan Zhuang, dem Stehen wie eine Kiefer oder wie ein Berg, oder gleich mit der Form. Manchmal bleiben wir lange an der Form oder wir laufen die Form nur einmal durch, und dann gibt es wieder intensives Pushhands. Es kommt sogar vor, dass wir nur Theorie machen und Master Lim dazu all seine Notizen und Skizzen auspackt, um das Taiji zu veranschaulichen. Einige Male passiert es sogar, dass er mitten in der Form innehält, um dann direkt mit dem Pushhands fortzufahren. Wir sind auf alles gefasst. Das morgendliche Abenteuer. Für Master Lim ist das Taiji Quan alles. Als ich eines Morgens, in den Park komme, ihm drei Orangen als Geste überreiche und ihn mit einem Händedruck begrüßen will, gibt er mir die Hand und fängt sogleich aus dem Händedruck mit dem Pushhands an ...

Die alten Qigong und Taiji Meister erwähnten bereits immer wieder, dass der Schlüssel zur Entwicklung und Stärkung des Qi im "klaren Unterscheiden zwischen Yin und Yang" liegt. Master Lim zeigt am Morgen im Park immer wieder im Zhan Zhuang den Unterschied zwischen dem einfachen Stehen und einem mit Aufmerksamkeit gefülltem Stehen. Sobald wir in die Zhan Zhuang Position gehen, die Arme dazu auf Schulterhöhe bringen, als würden sie einen großen Ball vor der Brust halten, entsteht bereits Yin-Yang. Unten schwer und gesammelt, dazu oben leicht und offen. Das geschieht, sobald man ins Sinken geht, das Gewicht nach unten fließt und Qi nach oben steigt. Da ist bereits eine Unterscheidung zwischen voll und leer, schwer und leicht. Beginnt man dann in der Zhan Zhuang Position leicht nach links oder rechts zu drehen, damit etwas zu spielen, erzeugt dies ebenfalls Yin-Yang. Yin-Yang ist also omnipräsent. In dem einem ist bereits der Keim des anderen enthalten. In der Entspannung liegt auch immer etwas Spannung. Beginnt eine Bewegung, so steht sie von da an im ständigen Wechselspiel. In das Bein, in welches Gewicht hineinfließt, ist immer auch ein Hauch von Spannung, ein verstärkter Tonus, aber trotzdem durchlässig. Wie das Spannen eines Bogens zum Abschießen des Pfeils. Im „Leer werden“ verändert sich dann der Tonus. Mit aller Aufmerksamkeit und Ruhe versucht man nun, dieses Yin-Yang im Zhan Zhuang und Taiji Quan wie bei einer Waage auszutarieren. Im Laufe der Zeit entdeckt man sein Zentrum und die Körpermittelachse. Dies schafft innere wie äußere Balance. Taiji ist, in allem die goldene Mitte zu finden. Nichts wird extrem ausgeführt. Im Einklang mit diesem Prinzip wird das Taiji Quan gespielt. Zu diesem Grundprinzip hat Master Lim immer wieder unerwartete, spontane Veranschaulichungen parat. Er zeigt ein kleines Kalenderbüchlein. Der Falz in der Mitte ist die Achse. Drückt man die rechten Seiten, kommen die linken Seiten und umgekehrt. „Eine Seite geht, die andere Seite kommt“ ist sein Ausspruch. Jeden Tag. Schließlich ist die klare Unterscheidung zwischen Yin und Yang der Schlüssel zu einem geschickten und somit wirkungsvollen Taiji. Yin steht dabei für schwer, geschlossen oder gefüllt. Yang dagegen für leicht, offen und leer. Deswegen sei es immer „Yin-Yang“ und nicht „Yang-Yin“, betont Master Lim. Das Schwere sinkt naturgemäß nach unten, und das Leichte ist somit oben. Wie das Wasser. Das Beispiel mit der Wasserflasche folgt. Ist die Flasche ganz voll, kippt sie leicht um, wenn er sie kurz anschnippt. Dann trinkt er ein paar Schluck Wasser, bis die Flasche etwa nur halbvoll ist. Beim nochmaligen Anschnippen bleibt sie nun viel stabiler und kippt nur ganz leicht. Dann schüttet er den Rest aus, schnippt die leere Flasche an, und diese fällt nun sehr leicht aus der Balance. Ist sie ganz voll, also Yin, oder ganz leer, also Yang, so hat die Flasche als Körper kaum Balance. Es braucht also beides, ein Yin und Yang, um gute Balance zu finden. Wasser taucht bei Master Lim immer wieder als Gleichnis auf. Vor ein paar Tagen brachte er einen Plastikbeutel, mit Wasser gefüllt, und zum Vergleich noch eine leere Glasflasche in den Park. Stößt man nun die leere Flasche, so kippt sie sehr leicht aus der Balance. Sie sei eben nicht weich. Drückt man hingegen in den Beutel mit Wasser, so gibt dieser nach, bleibt aber rundlich und „kraftvoll“. Wenn man an eine Seite des mit Wasser gefüllten Beutels drückt, fließt das Wasser zu einer anderen Stelle. Eine Stelle wird also leer, eine andere zugleich voll. Das ist das Yin-Yang Prinzip in der Bewegung, die Unterscheidung von "substanziell" und "insubstanziell", wie es im Taiji heißt. Der Beutel kommt auch in seine Form zurück, sobald man den Druck wegnimmt. Master Lim hat dies nun mehrmals demonstriert und dann beide Dinge hinter dem Busch versteckt. Gestern allerdings ließ einer seiner Schüler den Beutel einfach lässig hinter den Busch fallen, um ihn nach der Demonstration für Master Lim wieder zu verstecken. Ich sah noch, wie der Beutel platzte und das Wasser schnell weg war. Master Lim und der Schüler merkten dies gar nicht. Heute war eben kein Wasser mehr im Beutel und Master Lim ist ganz verwundert. „No Qi“ meint er gelassen. Das Prinzip von „nach unten hin schwer“ und „nach oben hin leicht“ können wir sehr leicht auch bereits beim Beginn der Form erfahren. „Jet start“, Mr Lim richtet mich wieder etwas ein, vor Beginn der Form oder beim Zhan Zhuang Qigong. Die Gesäßmuskulatur loslassen, dort etwas einsinken, nach unten und die Knie leicht loslassen. Wie ein Flugzeug, das startet und erst etwas nach unten drückt, um dann abzuheben. Ein Vogel tut das gleiche, wenn er abfliegt. So sinken wir erst leicht nach unten zu Beginn der Form und es kann etwas aufsteigen – das Qi. Mr Lim führt meine Hände, richtet meine Schultern sorgfältig ein und deutet, dass ich mein Kinn noch etwas zum

Bauchnabel sinken lassen soll. Das Sinken im Körper ist wie Aufzug, der in einem Bergwerk nach unten fährt. So soll das Qi sinken. Wenn man das Qi sinken läßt, bleibt der Körper aufrecht. Es ist nicht notwendig von außen mit dem Körper nach unten zu sinken. So wie der Berg nicht zusammensinkt, fährt der Aufzug nach unten. Das Sinken findet im Loslassen des äußeren Körpers im inneren Körper statt. Die Achtsamkeit „Yi“ führt dabei das Qi. Wir können den Wiederstand des Bodens beim Sinken nutzen, um somit nach oben zu steigen. Druck positiv gesehen, bündelt und konzentriert Energie. Beim Zhan Zhuang oder zu Beginn der Taiji Form konnten wir das unmittelbar erfahren. Ein gewisser Druck oder Widerstand ist nötig, um in eine mühelose Bewegung gehen zu können.

Das Zauberwort „Tofu“. Beim Taiji von Zheng Man Qing war das immer ein zentraler Aspekt: „Loslassen“. Selbst Master Lim wiederholt ständig „Loose”, „lasse los”. Wie zwei Stäbe verbinden sich Schultergelenke mit den Leisten. Ich stehe im Zhan Zhuang und konzentriere mich auf diese Punkte. Master Lim tastet die Punkte an mir ab, zieht dabei eine feine imaginäre Linie links und rechts am Körper entlang nach unten, diese Verbindung von den Schultern zu den Leisten. Die Verbindung der Schultergelenke mit den Hüftgelenken bildet einen Rahmen, der sehr elastisch ist. Dieser Rahmen soll in der Bewegung in der Form wie auch beim Pushhands erhalten bleiben. Die Form ist sozusagen in einem beweglichen Rahmen. Von daher ist es besonders wichtig, dazu in den Schultergelenken und den Hüftgelenken loszulassen. Nun, mit der Vorstellung sich wie Tofu zu bewegen, kommen wir dem Entspannen und Loslassen schon näher. Master Lim unterrichtet uns eine Taiji Form mit 37 Bildern nach Zheng Man Qing. Sowie weiteren 18 Bildern, die Yap Siew Thian in Penang den 37 Bildern hinzufügte. Die Form von Zheng Man Qing ist eine verkürzte und vereinfachte Form des Yang-Stils. Was aber nicht heißt, dass die Form nun auch viel einfacher wäre. Das stellt sich nämlich für mich sehr bald heraus. Die Vereinfachung liegt nur in der Reduzierung der Bilder innerhalb der Form und wiederum in der Ausführung der Bilder. Äußerlich zumindest. Zheng Man Qing legte in seinem Taiji großen Wert auf die innere Bewegung und die Entwicklung des Qi. Von daher reduzierte und vereinfachte Zheng Man Qing das Taiji nach außen hin. Im Taiji war eine gerade Ausrichtung der Körpermittelachse, ein aufrechtes Rückgrat mit zugleich entspannten Schultern, Brust und Bauch ein wichtiges Prinzip. Den Kopf sollte man in der Bewegung so tragen, als balanciere man darauf eine Tasse mit Wasser. Damit bleibt die Mittelachse erhalten, aus der die Bewegung geführt wird. Master Lim demonstriert es mit seinem Brillenetui, das er sich auf den Kopf legt. Er bittet mich, ihn etwas zu drücken, und das Ding bleibt bei ihm auf dem Kopf. Während er sich bewegt, sich dabei leicht dreht, um mein Drücken auszugleichen. Dann fährt er einmal mit dem Finger mein Rückgrat entlang nach oben, damit ich das klare Drehen aus der inneren Achse und beider Schultern – wie eine Drehtüre – nicht vergesse, wenn ich die Form laufe. Master Lim legt sich immer wieder zum Test ein Blatt auf den Boden in die Mitte seiner Anfangsposition. Wir beginnen zusammen die Form zu laufen und er kommt immer wieder genau dort an, wo er begann. Das Blatt liegt wieder in der Mitte. Ein Inder mit Bart, dicker Zigarre im Mund und im roten Blumenhemd kehrt mit dem Reisigbesen mitten zwischen uns eifrig Laub zusammen, während wir gemeinsam die Form laufen. Alles passiert zugleich hier. Distanz hat hier einen anderen Maßstab. Master Lim korrigiert uns hier und da. In der Form sollen wir uns nicht mit Kraft bewegen, drücken oder stoßen. Master Lim deutet es an und spricht von „Yi", während er die Position "Knie streifen" spielt, die rechte Hand nach vorne gleiten lässt, sein Blick dieser Hand folgt, um dann mit "Yi" zu „drücken". Gleiches auch beim "Abwehren". Die Bewegung des Drückens oder Stoßens wird nur angedeutet. Sozusagen, man tut so als ob. Man geht nicht den ganzen Weg. Man bleibt in der Mitte und geht vielmehr während des Drückens oder Stoßens ins Sinken und Steigen. Taiji läuft in gleichmäßiger Bewegung. Es spielt sich aber ein Wechsel innerhalb der gleichmäßigen Bewegung ab, wie eine Welle. Ein „Ziehen" in der Bewegung ist mehr ein Sinken Lassen und weniger ein wirkliches Ziehen. Aus diesem Sinken kommt das Steigen Lassen, das wieder in Sinken übergeht. Dies spielt sich weitgehend innerlich ab. Weiche ich zurück, so ziehe ich nicht aktiv sondern durch einfaches Folgen und leite die Energie des Gegners an mir vorbei. Master Lim spielt die Form sehr einfach und klar. Es ist alles darin enthalten. Er geht nicht tief in die Knie, bewegt sich immer mit einem "Öffnen" und „Schließen" in den Leisten. Sein Oberkörper ist immer aufrecht ausgerichtet, seine Schultern leicht gewölbt, Brust entspannt, alles ganz fein und wenig. Er betont, nicht zu viel zu machen. Die Form passe sich den Gegebenheiten an. Wichtig sei dabei einfach die Entspannung, also alles im Körper an seinen Platz kommen zu lassen, so dass jeder Punkt im Körper wirklich entspannt ist. Stimmt die Achse, stimmt die Zentrierung, stimmt das Wurzeln, dann folgt der Rest wie von alleine. Ich versuche ihn genauestens zu beobachten, wenn er Teile der Form zeigt, gehe mit, gehe um ihn herum, um mir seine Grundbewegungen und Details einzuprägen. Er lässt mich seinen Bauch und Rücken berühren, während er eine Bewegung spielt, damit ich fühlen kann, wie die Bewegung durch seinem Körper läuft. Es wird an seinem oberen Rücken heiß. Das ist ein Zeichen des aufsteigenden Qi. Wenn die Schultern dabei locker sind, kann das Qi am Rücken aufsteigen. Manchmal bittet er mich, meine Hand etwas über seinem Scheitel zu halten. Über seinem Scheitel ist eine starke ausstrahlende Wärme zu spüren.

Ein kleines Phänomen setzt ein, als Master Lim mit der Form beginnt. Schwalbengeräusche rings um den Park herum blenden sich auf einmal mit dazu. Master Lims Aufmerksamkeit vergrößert auch unsere Aufmerksamkeit im Zuschauen. Ich schaue genau hin. Wie mag sich diese Bewegung anfühlen? Da tauchen in dieser Aufmerksamkeit auf einmal die Schwalbengeräusche auf. Sie werden viel intensiver als zuvor. Die Geräusche scheinen zuvor kaum vorhanden gewesen zu sein. Spaziere ich durch Georgetown, fallen mir immer wieder die vielen Schwalbengeräusche auf. Lange hielt ich sie für echte Schwalben. In vielen der alten Häuser sind aber unter dem Dach Tonbandgeräte platziert, die ein Schwalbengeräusch abspielen. Die Schwalben werden angelockt, damit sie unter das Dach ihre Nester bauen. Schwalbennestersuppe ist eine Delikatesse für die Chinesen. Sie installieren diese Geräte, und mit viel Glück kommt eine Schwalbenfamilie und lässt sich nieder. Wenn sie mal da sind und Nester bauen, dann bleiben sie auch. Sie produzieren Schwalbennester, die dann teuer in den Restaurants verkauft werden.

Frühmorgens, ich taumle halbwach aus dem Hotel, die Chulia Street entlang Richtung Park. Es ist am hell Werden. Die Spuren einer vergangenen Nacht. Unter den Arkaden warten Frauen und Lady Boys noch auf Kundschaft. Ein Stück weiter kommt mir ein alter Chinese entgegen, der auf seinem Gebiss herum kaut, während er an mir vorbei geht. Sehr bizarr, wie die Zähne plötzlich im Mund hin und her kippen, anfangen nach vorne und nach hinten zu schwimmen, als löse sich der Mund mitsamt den Zähnen vom Gesicht. Während ich die Straße hinuntergehe, kommt mir Hesse in den Sinn, der in seinem Buch „Aus Indien" die Farbe der alten chinesichen Shophouses sehr treffend als "heftig waschblau" beschrieb. Wobei das „heftig" heute schon eher verblasst ist, wenn ich mir nun im Gehen diese alten Shophouses anschaue. Aber gerade das Verwaschene erzählt die Geschichte dieser Häuser. Es wächst Moos zwischen den Häusern. Spuren. Im Park ist noch niemand da. Bis Master Lim auftaucht, übe ich Zhan Zhuang. Das ist wunderbar zum endgültigen Aufwachen. Ich muss mich noch nicht viel bewegen. Das Sinken geht heute fast von alleine. Die Beine saugen sich sofort an, Wärme breitet sich von innen aus. Erleichterung in den Schultern, im Nacken, nach dem sehr frühen Aufwachen, noch vor ein paar Minuten. Es ist etwas sehr Feines, dieses Sinken Lassen. Ich muss mich heranfühlen, in den Beinen, in der Brust und im Bauch. Immer wieder, egal wo, sich dessen gewahr sein. „All the time, every day" meint Master Lim, als er auftaucht und mich stehen sieht. Zum Zhan Zhuang zeigt er eine weitere, einfache Meditationshaltung, um stilles Qigong zu üben und dabei Qi sinken zu lassen. Die Beine sind dabei parallel in Hüftbreite auf den Boden gestellt, der Oberkörper aufrecht aber entspannt und die Brust ganz leicht gesunken, die Schultern leicht natürlich gerundet, ein langsamer feiner Atem in der Verbindung von Nase und Dantian. Master Lim tippt kurz an seine Nase, dann an seinen Nabel und wieder zurück zur Nase. Die Arme hängen entspannt vor dem Körper, die Hände offen lassen oder zusammenlegen, wobei die Daumen sich kreuzen und ein Daumen berührt den Punkt in der Mitte der anderen Handschale. Das Qi sinken lassen wie einen kühlen Schluck Wasser.

Ohne Unterbrechung und ganz still, spielen wir lange zusammen Pushhands. Fühlen, hören, wahrnehmen, loslassen, sinken lassen, nachgeben. Das ist ein Weg, wie ich Langsamkeit lernen kann. Achtvoll und kraftvoll langsam werden. Hören. Es gelingt mir sogar kurz die Körperschwere, das Sinken, voll und leer zu fühlen. "*The point is that you don't have to stop to move*", trifft auch hier wieder zu. Warte ich auch nur einen Bruchteil zu lange, fange ich an, darüber nachzudenken, ist es schon wieder zu spät und Master Lim schiebt mich wieder aus meiner Balance. Es bleibt keine Zeit nachzudenken. "Hören", Master Lim deutet erst an sein Ohr, dann auf seine Haut am Handrücken. "*Listening the skin*". Damit meint er, beim Kontakt im Pushhands den Kontakt gut zu fühlen. Ich spiele kurz noch einmal im Kontakt mit ihm, Hand an Hand, bis er seine Hand plötzlich wegzieht und ich den Kontakt verliere. Er lacht mit großen Augen und folgt mir dann mit geschlossenen Augen. Dabei bleibt er immer an mir kleben, selbst als ich versuche, meine Hand schneller wegzuziehen. Er ist immer noch da. Mein Körpergedächtnis arbeitet mit, während ich mit meinem Verstand herumsuche, in welche Richtung ich mich denn nun bewegen soll. "Yi", was so viel wie Geist oder eine Verbindung von Herz und Verstand bedeutet, sei bei der Bewegung sehr wichtig. Master Lim deutet dabei mit dem Finger an die Stirn. Seine Augen senken sich dabei kurz, als würden sie nach innen sehen. *"Still like a mountain, move like a river."* „Yi" hat schlicht sehr viel mit Fühlen zu tun. Dann zieht er leicht an seinen Armhaaren – alle Poren sollen geöffnet werden, damit Qi fließen und jene Sensitivität entwickelt werden kann. Damit wir in unserem eigenen Körper achtsam und feinfühlig werden und so auch schließlich „fühlend" im Kontakt mit einem Partner beim Pushhands. Auch während dem Form Laufen gleicht der Blick mehr dem eines Hörenden als eines Sehenden. Oder, als blicke man in ein Panorama. Taiji ist wesentlich mit Fühlen verbunden. Fühlen und beobachten, beobachten und fühlen. Dann spricht Master Lim kurz darüber, sich nicht mit angespannter Kraft zu bewegen, da sonst kein Qi gesammelt werden könne. Der Körper und das Qi seien am wichtigsten, sogar wichtiger als Geld. Er ist immer noch fit, nun über 80 und immer noch nicht müde. Er geht dann kurz ein paar Schritte in gekrümmter Haltung eines schwachen, alten Mannes, richtet sich wieder auf und lacht.

Wenn Master Lim nach vorne stößt, öffnet und schließt sich sein Rücken ganz weich, als wären alle Knochen mit Gummibändern verbunden. Als würde man gegen einen Berg drücken und überraschend kommt eine Meerbrandung zurück. „Yi – Qi". Master Lim spricht die ganzen letzten Tage von dieser Verbindung. Viel mehr als die Jahre davor, oder scheint es nur so, weil ich es nie wirklich gespürt hatte, mir es aber nun möglich ist, den verstärkten Qi-Fluss wahrzunehmen. In der Aufmerksamkeit können wir das Qi wahrnehmen, zirkulieren lassen und leiten. Deswegen soll keine harte Kraft anwendet werden um sich zu bewegen. Sondern mit feiner konzentrierter Aufmerksamkeit das Qi „fühlen“ und übereinstimmend damit bewegen. Das Qi soll nicht mit Absicht geleitet werden. Es ist vielmehr, dass Qi gemäß dem natürlichen Fluss einfach fließen zu lassen, das Qi also zu „verstehen“. Beim Pushhands wäre es, der Energierichtung des Gegners zu folgen, um sie so zu leiten und balancieren. Es braucht eine lange Zeit und viel Übung, um dies zu erreichen. Bis dahin fallen wir immer wieder zurück, mit Kraft, Anspannung und Widerstand zu agieren. Das Ergebnis ist oft Erschöpfung, Verspannung, Frustration nach dem Üben. Übt man ohne Kraft und Widerstand, so fühlt man sich danach immer noch frisch und leicht. Das Loslassen soll im Geist stattfinden. Hier ergibt sich eine Verbindung zu anderen Meditationspraktiken, bei welchen es genau um das Gleiche geht: das „Let go“, das Freimachen des Geistes, ihn zu lassen. Genau aus diesem Grund empfiehlt sich zum Üben der Taiji Form und des Pushhands eine Meditation im Sitzen zu praktizieren. Master Lim betont immer wieder das Qi. Das sei der Weg des Taiji. Qi soll entwickelt und im Dantian angesammelt werden, sodass es sehr schwer wie Wasser wird. Durch das Loslassen fließe das Qi überall sehr konzentriert durch, findet seinen Platz, würde leicht oder schwer, je nachdem, wie es durch Yi geführt werde. Es solle immer in Bewegung bleiben, im Körper zirkulieren, sein wie das Wasser, das Meer, das immer in Bewegung ist. Master Lim macht dabei eine Handbewegung in der Luft von gleitenden Wellen. Das Qi steht niemals still. Wie wesentlich das Qi ist, sieht man bei Master Lim in seiner ganzen Haltung und seiner wachen Ausstrahlung. Die Qi-Konzentration ist es. Das Bewusstsein, das Qi zirkulieren zu lassen. Qi ist Präsenz. Qi ist Atem.

Dunkle Wolken ziehen auf, Wind kommt, Blätter von den Bäumen und Zeitungsblätter wehen uns zwischen die Füße, während wir Bewegungen aus der Form als kleines Qigong laufen. Da oben braut sich was zusammen. Bewegung fühlen – Qi wahrnehmen. „Wolkenhände", „Stoßen", „Qi wecken", „Abwehren", „Mähne teilen". ...ein intuitives Bewegen, eine Bewegungsimpro mit Figuren aus der Form, im Stand. Master Lim spielt mit einem Basketball vor dem Körper, dreht ihn mit den Händen, und diese bewegen sich geschmeidig um den Ball. So sollen sich die Hände bei der Taiji Form mitbewegen, als wäre ein Ball dazwischen. Wir beginnen das Pushhands mit einfachen Übungen wie Push von der Seite an die Schulter, Schulter rollen lassen, Energie so ableiten. Push frontal an beiden Schultern, beide Schultern rollen lassen. Als alle da sind, Pushhands mit verschiedenen Partnern. Es sind viele da. Jeder hat einen anderen Stil. Mr Chew, ein großer, stämmiger Chinese, ist sehr gut im Fühlen. Es ist mir nicht möglich zu pushen, selbst das Ausweichen ist schwer. Es ist trotzdem etwas seltsam, dass er ziemlich außer Atem kommt und schwitzt. Zu seiner Stärke des Fühlens wendet er sehr viel äußere Kraft an. Er spricht von zwei Punkten, die zu einer Linie verbunden werden müssten, im Körper des Gegners. Ein dritter Punkt komme von ihm dazu. Mit der Linie im Gegner bildete sich ein Dreieck. Dieses Dreieck müsse in Übereinstimmung mit der eigenen Mittelachse sein. Dann sei der richtige Moment zu pushen. Es ist ein riesiges, schnaufendes Goliath Stahlgetüm, mit dem ich es da zu tun habe. Der kleine L, der Sohn eines Nachbarns von Master Lim ist beim Taiji dabei. Er ist außerordentlich weich und flexibel, bewegt sich wie Gummi. Er macht oft gerne seine eigene Performance, setzt Fußkicks an einen Baum und duckt sich überrascht. Hält sich dabei die Hand über dem schnell eingezogenen Kopf, als es daraufhin Blüten auf ihn regnet. Worauf das Spiel beginnt, den Baum zu kicken und dann möglichst schnell aus der Reichweite des Baums zu kommen. Master Lim und wir anderen sehen belustigt zu. Der Kleine folgt seinen eigenen, stark kindlichen Impulsen, vollführt mit einem Mal seltsame Sprünge, läuft in breiten Schritten mit krummen Armen wie ein fremdes Wesen. Mr. Peh hat ein gutes Hinspüren und möchte keine äußere, harte Kraft anwenden. Er ist achtsamer und mehr akademisch. Wir versuchen einige Male den „Spring", wie Master Lim ihn immer anwendet. Da ist wirklich das Timing entscheidend, nicht zu spät, nicht zu früh. Sobald ein leichter Push kommt, also Energie des Gegners, sinke ich gerade nach unten. Wie eine Parfumflasche. Der Druck kommt bei der Parfumflasche von oben, sinkt nach unten und zugleich sprüht es nach vorne hinaus. Im Körper Energie nach unten sinken lassen. Zugleich sprüht etwas durch die Hände hinaus. Wir stellen uns wieder einmal auf für ein „Familienfoto". Alle zusammen mit Master Lim. Dieser merkt gar nicht, dass alle bereits aufgestellt sind. Er ist im Vordergrund noch am Erläutern und Probieren. Er ist sehr enthusiatisch. Mit den meisten ist es heute mehr Kraftdrücken und ein Geschiebe im Pushhands. Es fühlt sich grob und überflüssig an. Wir üben über den ganzen Park verstreut. Ich bin bald hungrig und daher etwas desinteressiert am Rumschubsen. Im Tim Sum Restaurant wirkt Master Lim sehr klar und ruhig am Tisch. Er schaut schweigsam ruhig umher, sieht alles. Die anderen am Tisch schwatzen viel und wirken auf mich etwas fahrig.

Eines Morgens, als ich zum Park komme, sehe ich von weitem, wie Master Lim gerade die Form spielt, um sie einem Amerikaner zu zeigen, der erst vor einer Woche mit Taiji Quan begonnen hat. Es wirkt wieder sehr schön, wie dieser alte Mann die Bewegungen in Zeitlupe spielt. Für den Amerikaner ist es schwierig, da er als ganz frischer Anfänger kaum verstehen und umsetzen kann, was Master Lim jeden Morgen wiederholend erklärt. Das Problem ist dabei einfach die Sprache. Master Lim spricht kaum Englisch. Es gibt nur ein paar Worte, die er in Englisch spricht. Worte wie „black", „white", „heavy", „Gravitation", „Center" , „Slowmotion". In diesen Begriffen liegt bereits die ganze Essenz von Taiji, sie sind aber für einen Anfänger noch zu abstrakt. So übe ich mit dem Amerikaner Pushhands, versuche ihm nahe zu bringen, dass er einfach entspannen soll. So gut wie möglich loslassen und, dass dieses Loslassen aber auch ein Wiederlernen ist, da wir gewohnt sind, im Falle eines Push mit Widerstand und Kraft zu reagieren. In diesem Fall aber, beim Taiji, führt der Widerstand und die harte Muskelkraft genau zum Gegenteil. Dass man nämlich nicht zum Zuge kommt und ständig aus der Balance gestoßen wird. Denn je härter mein Partner ist, desto mehr „höre" ich von ihm, desto mehr „Druckfläche" finde ich, um ihn wegzustoßen. Seine Arme, wenn sie angespannt sind um zu wiederstehen, werden dann ganz einfach zu zwei Stäben, an denen ich ihn aus der Balance schieben kann. Deswegen ist es enorm wichtig, erst einmal einfach die Arme und Hände zu entspannen, sodass sie mehr oder weniger nur der Bewegung des Körpers folgen. Master Lim spricht immer wieder von „No hands", die Hände also so mitbewegen, als wären da keine Hände. Das ist leichter gesagt als getan. Ich muss alle Absicht, „kämpfen" zu wollen, aufgeben. In diesem Falle ist auch jeder Widerstand zwecklos. Dies ist schließlich eines der schwierigsten Dinge beim Taiji, das „ins Verlieren Investieren“, wie Master Zheng Man Qing es immer schon ausdrückte. Dieses Prinzip läuft unseren gängigen Muster ganz entgegen, unserer Konditionierung, immer in ein Gewinnen zu investieren. Ein unentwegtes Beschleunigen statt Entschleunigen. Im Taiji ist das jedoch genau umgekehrt. Wir verlangsamen, um zu beschleunigen. Dieser Prozess braucht im Taiji Quan die längste Zeit. Ich fliege, werde geschoben, auf die Seite gezogen. Nun irgendwann werden wir ja frühstücken gehen. Bin völlig erschöpft, ernüchtert, frustriert, da ich so beharrlich versuche, etwas unbedingt zu schaffen. Irgendwann lasse ich es. Wie verrückt muß ich sein, diese weite Reise zu machen ... Wir gehen frühstücken.

Master Lim führt sein Fahrrad vor. Es ist wieder Anschauungsmodell für das Taiji. Der Zahnkranz mit den Pedalen sei wie die Hüften. Die Räder, die dadurch angetrieben werden, wie die Arme und Hände, die der Drehung aus den Hüften folgen. Die Arme sollen sich beim Stoßen mit Qi füllen, so wie Luft in einen Fahrradschlauch gepumpt wird. Master Lim imitiert es immer wieder. Er schiebt das Fahrrad kurz an, stößt es an den Randstein des Weges im Park. Es blockiert also und knickt weg. Knickt man den Lenker zu stark in eine Richtung, so stürzt man. Also sollen wir den Körper aus der Körpermittelachse drehen, so wie man ein Fahrrad lenkt, um nicht die Balance zu verlieren. Master Lim zeigt einen Zettel mit einer Illustration, wo einer auf einem Fahrrad fährt, dabei jemandem winkt, nicht nach vorne sieht, stürzt, weil er gegen einen Baum fährt. Er sitzt neben seinem Fahrrad und hält sich den Kopf. Master Lim lacht und zeigt auf Zahnkranz und Räder. So sollen die Hüften und Schultern verbunden sein. Das sei sehr wichtig. Alles im Körper ist miteinander verbunden in einer Bewegung. Er deutet schließlich zum Dynamo seines Fahrrades: Das Qi ist die Energie.

Der Amerikaner ist seit zwei Tagen nicht mehr im Park aufgetaucht. Gestern hat Master Lim noch auf ihn gewartet und war wohl etwas verwundert, dass er nicht kam. Vielleicht sogar etwas enttäuscht. Heute meint er nur, dass er wieder nicht käme und lacht kurz, während wir am Üben sind.

Schwarze Videobänder liegen abgewickelt im Park zwischen dem Laub umher. Später kommen ein paar indische Kinder und spielen damit, werfen die Spulen mit den Bändern über einen Ast eines Baums, ziehen sie entlang, als wollten sie ein ganzes Netz durch den Park spannen. Master Lim meint „kein Qi", keine Energie. Anders als ein Gummiband reißen die Videobänder irgendwann, da sie nicht elastisch genug sind. Taiji ist überall. Master Lim wartet auf die anderen und sieht ständig auf die Uhr. Als nun außer mir keiner der anderen Schüler im Park erscheint, meint er nur gelassen "never mind". Dann greift er mich am Handgelenk, führt mich von der Wiese auf den Pflasterweg. Dort üben wir nochmal den "Spring" im Detail. Wie in der Form. Abwehren, Stoßen, Drücken – dabei nach unten gehen, Qi schließen, wieder loslassen, zugleich nach oben kommen, Qi öffnen. Wie ein Füller. Drückt man ihn an und lässt wieder los, so fließt die Tinte. Oder gleiches Prinzip wie die Meerwelle. Ich versuche es einige Male in Zeitlupe. Master Lim führt mich etwas dabei, der Punkt am Rückgrat auf Schulterhöhe soll aufmachen beim Loslassen nach dem Sinken. Es gelingt mir aber nur wenige Male. Master Lim spricht immer wieder von „Loslassen". Dann schaut er auf die Uhr, in dem er mit der rechten Hand das etwas lose hängende Uhrarmband nach oben zu sich zieht, schaut dann durch den Park zur Straße, ob jemand von den anderen Schülern kommt. Dann setzt er wieder an zu üben, Hand an meine Brust, sinken lassen und "spring". Der Bereich der Flanken soll weich und schwer wie Wasser werden. Master Lim lässt es mich fühlen, wenn er dreht und wieder sinkt. Seine Flanken sind ganz weich, wie bei einem Kleinkind. Ich lege von hinten meine Hände an seine Seiten. Er dreht hin und her und ich folge. Probiere es dann selber. Master Lim drückt seine rechte Faust leicht in meinen Bauch, ich gebe nach, absorbiere so seine Kraft, versuche weich zu sinken. Auf diese Weise funktioniert der "Spring". Wie ein Ball, den man auf den Boden trippelt und der wieder nach oben „springt". Master Lim schaut dann wieder ganz begeistert, wenn ich es mal hinbekomme. Ich kontrolliere mit der linken Hand seinen rechten Arm, mit der Rechten bin ich an seiner Brust in der Mitte. Aus dem linken hinteren Bein drücke ich mit dem ganzen Körper. Wenn alles klappt, springt er dadurch mit einem Satz davon und kommentiert mit einem kurzen "yeah". Sein Gesicht entspannt sich zu einem Lächeln. Er ist zufrieden für den Moment und meint "ok" Die Türe geht ein wenig auf. Ich beginne zu ahnen, was es ist. Wir versuchen es dann noch einmal, bis er wieder umherschaut. Dann laufen wir über die Wege im Park, er schwingt dabei die Arme, geht ein paar Schritte über den Fußreflexzonen-Parcour, ohne aber die Schuhe auszuziehen. Schwingt dann noch einmal die Arme und ich dem Ganzen hinterher. Er hat das noch nie gemacht. Mir scheint, er weiß heute nicht so recht etwas mit der Taiji Stunde anzufangen. Wir sind nicht einmal die Form gelaufen. Wir schauen uns kurz an und sind uns schnell einig: Ab ins Tim Sum Haus zum Frühstück.

Sun Fook Tim Sum Teehaus

Dem morgentlichen Taiji Quan folgt immer ein Tim Sum Frühstück in einem Tim Sum Teehaus. Das gehört zusammen. Oft spitze ich schon in Gedanken hinüber zu unserem gemeinsamen Frühstück, noch während wir im Park am Üben sind. Die Aussicht auf diesen dunklen Tee und die feinen kleine Tim Sum Gerichte ist sehr gut. Es spielt sich schon morgens ab halb sechs eine sehr lebhafte Szenerie ab. Ein Fellini hätte seine Freude an dem lauten, lebendigen Treiben im Tim Sum Restaurant gehabt. Manche lesen die Zeitung, andere reden unentwegt miteinander, manche schauen nur, manche sind einfach nur da. Jeder ist in seiner Welt. Auf runden Korbtabletts werden die kleinen frisch gedampften Gerichte herumgetragen, Teewasser wird nachgefüllt. Das macht meistens ein schmächtiger, junger Chinese, immer mit einer Zigarette im Mundwinkel. Er sagt nie etwas, sondern wuselt von einer zur anderen Ecke, bereitet immer wieder Tee und Tassen vor, wenn neue Gäste kommen. Der Raum wirkt etwas verkommen, an den Wänden braune Wasserränder vom feuchten Klima. An einer Wandseite eine offene Wasserrinne, wo Wasser von der Dachrinne kommend abfließt. Es läuft fast über den Rand, viel fehlt nicht mehr. Große Ventilatoren laufen an den Wänden und neben den Tischen, um die feuchte Hitze etwas wegzunehmen. Es ist laut, Stimmen hallen. Am Tisch macht Master Lim die kleine “Zeremonie”. Er wäscht für jeden zwei kleine Teetassen in der kleinen Plastikschüssel aus, benutzt dazu die Essstäbchen, die er zuerst durch schnelles, kurzes Rühren im Wasser wäscht, stellt dann die Tassen auf. Es gibt zwei Tassen pro Person. Er schüttet in die erste Tasse etwas Tee, schüttete diesen von Tasse zu Tasse und nach der letzten Tasse wieder in die kleine Plastikschüssel. Dann rührt er mit den Stäbchen nochmals im Wasser. Sind auch sie gereinigt, verteilt er sie und gibt mir welche in die Hand. Schließlich sitzen wir schweigsam beisammen und frühstücken, die Essstäbchen zwischen den rechten Fingern, eine kleine Porzellantasse mit dem kräftig dunklen Tee zwischen den linken Fingern. Am Eingang zieht ein Geruch von Sandelholz durch, mischt sich mit dem Tee. Der Tee, gemischt aus schwarzem chinesischen und Chrysanthemium-Tee, schmeckt immer wieder köstlich und löscht den Durst. Besonders nach dem Taiji an Tagen, wo es schon frühmorgens heiß und feucht ist und ich kaum wach werde. Immer wieder kommen sie mit den kleinen Gerichten vorbei und wir nehmen nach. In Reisteig eingewickelte Krabben oder Schweinefleisch, Frühlingsrollen, kleine Bisquits mit Lotussamenpaste, Tofu ... Ein Fingerzeig oder ein „Ja" oder „Nein" mit dem Kopf genügt. Eine schöne Chinesin kommt mit einer Plastiktasche an den Tisch, zieht ein Fernglas heraus, dann goldene Ringe in einer Schachtel. Ich schaue sie länger an. Sie hat wirklich ein sehr schönes Gesicht und ich bin mehr an ihr als an den goldenen Ringen interessiert. Ein Anderer versucht Zahnpasta zu verkaufen, während alle beim Frühstücken sind. Er gibt nicht auf. Er legt die Zahnpasta auf einen Tisch, an dem ein paar Männer noch essen. Dann versucht er es von Tisch zu Tisch. Manchmal macht Master Lim mit seinem Rad nach dem Park einen kleinen Umweg und bringt vom Markt Kuchen mit. Kuchen in blau oder violett, aus Reis oder Kokos, extrem süß, die mir danach immer schwer im Magen liegen. Diese Momente im Tim Sum Teehaus sind ein wichtiger Übungsteil des Taiji am Morgen. Denn völlig unverhofft aus seinem Schweigen heraus, beim Frühstücken, beginnt Master Lim wieder über Taiji zu sprechen. Der Unterricht geht am Tisch, der Miniaturwelt aus all den kleinen Gerichten, Teetassen und Essstäbchen, weiter. Wenn von außen, durch ein Essstäbchen, ein direkter Stoß kommt, drehen sich die Soßenschälchen in sich und das Stäbchen gleitet vorbei, trifft nicht das Zentrum der Schälchen. Mit einem Essstäbchen drückt er dann gegen die Chilliflasche, erst rechts, dann links, wobei sich da nicht viel tut. Dann drückt er direkt in die Mitte der Flasche, so lange, bis sie fast aus ihrem Zentrum kippt. Er rollt zwei Teetassen aneinander. Eine ist „schwarz", also Yin und die andere ist „weiß", also Yang. Die Bewegung spielt immer ineinander. Bewegt sich mein Partner, so bewege ich mich in Übereinstimmung mit seiner Bewegung, um in Balance zu bleiben. Die Rundheit in der Bewegung im Pushhands ist wesentlich. Immer erst rund bewegen und dann stoßen, meint er auf das Pushhands bezogen. Einige Male zeichnet er in der Luft und dann auf dem Tisch eine Bewegung mit dem Finger nach. Einem kleinen Kreis folgt ein großes, geradliniges Stoßen. In etwa, wenn man einen Ball wirft, holt man erst in die Gegenrichtung aus, um dann zu werfen. Mit seinen Händen formt er dann kurz ein imaginäres Gefäß, in dem sich Wasser sammelt. Das Zentrum soll sehr schwer sein. Der Schwerpunkt sinkt nach unten. Die „Gravitation" ist sehr wichtig und er macht dazu schweigend eine kurze, die Brust entspannende Bewegung. Dann essen wir wieder schweigsam, jeder für sich, weiter. Hier und da schenkt er wieder Tee nach, springt auf, um nochmal heißes Wasser nachzufüllen, das immer in einem großen Teekessel auf einem der Tische bereitsteht. Langsam entwickelt sich mein Sinn, auch in ganz kleinen Dingen und Ereignissen das Prinzip des Taiji zu sehen. Beim Eingießen von Tee in kleine Teetassen zentriert sich die Kraft, die von außen kommt, zur Mitte und nach unten hin, als würde sie nach dorthin aufgesaugt. Kleine Kräuterstreusel, die mit eingegossen werden, machen dies sichtbar. In diesem Wirbel sammeln sich die Streusel so nach und nach am Boden in der Mitte, wo sie von der Fließkraft des Tees, der Gravitation folgend, hingezogen wurden. Es funktioniert nur, wenn der Tee vom Rand her eingegossen wird, also die Bewegungsenergie von außen kommt. Gießt man den Tee von der Mitte ein, bleiben die Streusel am Boden zerstreut. Das bedeutet beim Pushhands, Kraft von außen in die runde Bewegung aufnehmen, der Gravitation zur eigenen Körpermitte folgen, die Bewegung nach unten hin absorbieren und zugleich nach außen hin ableiten. Erst dann kann Kraft von außen neutralisiert und abgeleitet werden. Kommt die Kraft von außen direkt auf die Mitte, so ist ein Sammeln und Ableiten nur noch sehr schwer oder nicht mehr möglich.

Wo ist die schöne Chinesin mit dem Fernglas aus der Plastiktasche? Ich vermisse sie ja schon richtig. Master Lim mag Frauen sehr. Er kann sehr charmant zu ihnen sein. Das ist sehr nett anzuschauen. Für ein paar Tage ist Yoko, eine Choreografin aus Tokyo, zu Besuch. Sie ist an der Kunst des Taiji interessiert und kommt morgens in den Park. Danach begleitet sie uns ins Tim Sum Restaurant. Master Lim und Yoko verständigen sich über das Schreiben in Yokos Notizbuch. Er wird ganz „redselig". Yoko meint zu ihm, er werde bestimmt über 100. Master Lim schreibt als Antwort in Schriftzeichen in ihr Buch, dass dies nur das Universum weiß, man so viel Glück und Krisen in seinem Leben hat und man wie eine Wolke vom Wind getrieben wird...

Kat, eine Tänzerin aus Penang, war zuvor im Park dabei und will zum Tim Sum nachkommen. Master Lim stellt Tee und Kuchen für sie bereit. Sie kommt aber nicht. Dann packt er den Kuchen wieder ein, teilt den Tee auf. Auf einmal taucht sie doch noch auf. Master Lim packt den Kuchen schnell wieder auf den Tisch. Eine Teetasse wird gewaschen und gefüllt. Aida, eine Choreografin aus Penang, kommt auch mit. Mit den beiden Frauen ist gleich eine ganz andere Geschwindigkeit und Energie am Tisch. Master Lim, zuvor langsam und schweigsam, wird nun aussergewöhnlich flink und strahlt!

Mr Peh

Mr Peh, ein Tanzlehrer der Alten Schule, taucht sporadisch zum Taiji im Park auf. Mr Peh ist sehr hilfreich beim Übersetzen, denn er spricht gutes Englisch. Er ist eine wunderbare Ergänzung zu Master Lim und kann die Dinge, die Master Lim erläutert, gut veranschaulichen. Meistens kommt er sonntags in den Park, wenn wir nach dem Taiji zum gemeinsamen Frühstück gehen. Sonntags haben wir immer ein großes, reichhaltiges Tim Sum. Wir sitzen alle um einen der großen runden Tische. Bei einigen Tassen heißen Tees haben Mr Peh und ich immer wieder sehr anregende Gespräche. Er ist sehr froh, wenn er jemanden findet, mit dem er seine Erfahrungen und Beobachtungen teilen kann. Er geht das Taiji sehr fein und analytisch an und macht seine Recherchen. Es macht keinen Sinn, auf einen Meister zu warten. Wie lange willst du warten? Fünf Jahre? Sechs Jahre? Wir müssen es selbst erforschen. Von wem hätte es der erste Meister gelernt? Es ist wie ein rollender Schneeball, der sich selbst vergrößert, indem er rollt. Man müsse sich also aus der eigenen Erfahrung entwickeln. Das Taiji käme aus der Erfahrung. So sollten wir selbst erforschen, was tatsächlich bei einer Bewegung im Inneren vorgeht. Er spricht von einem inneren Körper, der den äußeren Körper bewegt. Er meint, dass es nicht der Muskel ist, der bewegt. Es sei der Knochen, der bewegt und alles folgt. Alle Gelenke bewegen sich verbunden ineinander. Es ist die Rotation, die Bewegung erzeugt. So wie die Erde rotiert. Für ihn ist die Mittelachse wesentlich. Zur Taiji Form, fügt er hinzu, sei Meditation als Ergänzung sehr wichtig und förderlich. In der Meditation kann der Körper mehr und mehr entspannen und ein „in der Gegenwart sein" entwickle sich. Die kleine, weißblaue Teetasse langsam zum Mund führen, einen Schluck nehmen und den dunklen Tee schmecken. Das Aroma und, dass er heiß ist. Das ist bereits Meditation. Die vielleicht auftauchenden, störenden Gedanken treiben wild umher und nach oben, wie der Tee, der, wenn eingegossen wurde, umhertreibt und sich erst setzen muss. So sei das Meditieren, das Setzen Lassen der Gedanken, um zur Ruhe zu kommen. Und aus dieser Ruhe käme die Bewegung später bei der Taiji Form. Der körperliche Aspekt der Meditation wird mir, während ich ihm zuhöre, wieder sehr klar. Die Körperhaltung, Wahrnehmung des Körpers, das lässt uns in der Gegenwart sein. Mr Peh fährt fort, dass es sehr schwer sei, hier die richtigen Leute zum Üben zu finden. Das mit dem Pushhands sei sehr schwer, da man keine fixen Bewegungsabläufe einstudieren kann. Denn es ist jedes Mal ein neuer Prozess. Da gibt es kein Ende. Hierher nach Penang zu kommen, um zu lernen, scheine viel schwieriger, ja sogar fast unmöglich. In Europa, da könnte man doch schneller brillieren, als hier in Penang, wo es viele gute

Leute gibt. Es ist in etwa, als erreiche man nie etwas dabei. Viele hätten beim Pushhands einen zu animalischen Instinkt und wollten immer mehr gewinnen, als wirklich erforschen. Es bleibe dann oft bei einem äußeren Pushhands. Ihm fehle hier oft der akademische oder etwa künstlerische Aspekt. Taiji sei schließlich eine Kunst und noch vieles mehr. Physik, Geometrie, Mechanik, Pneumatik, Psychologie... Alles muss im Ablauf der Form genau stimmen. Wenn du zum Gegner gehst, dann Zentrifugalkraft anwenden, wenn der Gegner auf dich zukommt, dann eigene Mittelachse anwenden. Auffallend sei für ihn auch, dass viele der guten Taiji Meister trotz ihrer außergewöhnlichen Fähigkeiten sehr früh gestorben seien. Im Pushhands gehe es teilweise zu hart zu, was dem Körper immer wieder feinste innere Verletzungen zuführe und das ganze Bodymind-System beeinträchtige. Mr Peh traf einen Meister, der 104 Jahre alt und in noch sehr guter Verfassung war. Dieser hatte sich vor allem mit der inneren Kultivierung des Taiji befasst. Mr Peh untersucht unentwegt das Taiji, aber es fehle ihm ein Partner zum kontinuierlichem Üben. Taiji, Tanzen, sei alles dasselbe. Es komme immer darauf an, die Balance zu finden, im Taiji genauso wie im Ballroom Dance. Nur im Taiji untersuche man die Bewegung noch mehr. Es sei ein Erforschen der Balance. In der Stille der Bewegung werde diese Balance gepflegt und entwickelt. Taiji Quan sei der Übungsweg der inneren Balance. Die harmonische Form entwickle sich aus dieser inneren Balance. Gesamt entscheidend sei aber das „Gefühl". Taiji ist Gefühl, hinspüren, Wahrnehmung von Bewegung, Verstehen von Bewegung. Einfach gesagt: Körpergefühl. Ich solle alles, was er sagt, unbedingt selbst erforschen und überprüfen. Das wäre wichtig. Vielleicht wäre es interessant, Taiji mit

Walzer dazu zu spielen. Auch Pasodoble wäre interessant, fügt er noch hinzu.

Jemand erzählte mir: In New York am Hafen, am frühen Morgen, alles arbeitete, die Kräne waren in Hochbetrieb und chinesische Hafenarbeiter spielten ihr Taiji. Dazu lief ein Wiener Walzer...

Hang Chow Hotel

Eine meiner vielen Ankünfte in Penang. „Welcome at home!", Mr Hock begrüßt mich gleich herzlich mit einem Welcome-Drink im Coffeeshop. "*If you move you move, if you don't move you don't move*". Mr Hock spielt selbst kein Taiji. Für uns aber ist er der geheime Taiji Master, der uns daher immer wieder mit unerwarteten Erkenntnissen überrascht: „*If you move you have to follow the wave*". Vielleicht entspringen diese Erkenntnisse aber einfach nur seiner Lässigkeit, mit der er sein Hang Chow, eines dieser für Penang typischen chinesischen Hotels führt. Oben ist das Hotel mit meist einfachen Zimmern und unten gibt es den Coffeeshop. Das Hang Chow ist mein Zugang zu dieser Welt hier, ist Rückzugsort, ist schlicht ein wunderbares Zuhause für die Zeiten in Penang. Mr Hock ist dazu eine wunderbare Ergänzung zu Master Lim, "*Catch the moskito!*"

„Wir spielen etwas Pushhands und die Form ist weg. Alles so schön zentriert Fließende in jeder Bewegung, in der Langsamkeit, wird ein Rütteln, Reißen, Drücken, ein unbewußt Dagegenstemmen ... Es verliert sich alles, weder Absicht noch Absichtslosigkeit, sondern schlicht ein Gerangel ..." Am Vormittag sitze ich im Coffeeshop und schreibe Notizen. Die dunkelbraunen Kaffeehaussessel im Wiener Kaffeehausstil und dazu runde weiße Marmortische gibt es immer noch. Alles wirkt sehr antik, aber hier ist es alltäglich. „*If everything is antique, so it's not very antique anymore. If there is not a lot anymore, so the one thing is more antique*" meint Mr Hock. Die orangen Fische rechts neben mir im Aquarium schwimmen heute im Dunklen, gleiten weich schwänzelnd hin und her, auf und ab. Das Aquarium sei das „sanfte" Element für diesen großen Raum. Das Aquarium wäre ein Wunsch seiner Frau gewesen. Der Fernseher läuft. Er ist offensichtlich das mächtigste Ding im großen Raum, das Fenster zur fernen Welt der Wirtschaft, des Sports, der Seifenoperndramen. Es ist unheimlich feucht und heiß, oben im Zimmer, aber auch hier unten. Die Deckenventilatoren drehen sich hoch oben. Im Fernsehen läuft „Bloomberg" und Mr Hock bereitet auf einem der Tische kleine Pizzaböden zum späteren Belegen vor. „*If you know how to realize Yin-Yang, you know how to cook*". Draußen fährt eine Rikscha vorbei, mit laut krachender indischer Musik. Es beginnt zu regnen. Das frischt etwas auf. Schöner starker Regen. Der riesige Kühlschrank brummt. Ich schreibe meine Notizen: „Das Tim Sum hängt mir noch schwer im Bauch. Ich nehme einfach immer zu viel. Die Beine schmerzen, alles im Körper hängt. Es ist ein müder Tag. Nicht gut geschlafen. Da war wieder dieses eine Moskito im Zimmer. Wenn ich das Licht anmache, verschwindet es immer. Nebenan die Russinnen, die die halbe Nacht am Reden waren, besonders eine mit ihrer kräftigen Stimme, die ständig leiser und lauter wurde. Fühle mich nun etwas zerstoben. Es ist sehr heiß und feucht. Nehme Orangensaft mit wenig Eis..."

Cesare kommt abends an. Er war zuerst in Taipeh, dann kurz in Penang und nun noch einmal in Sarawak. Ich habe ihn seit gut zwei Jahren nicht mehr gesehen. Er zeigt mir oben im Gang des Hotels eine Stockform mit einem Spazierstock aus Bambus, die er aus Sarawak von einem Taiji Meister mitgebracht hat. Es sind schöne dynamische Bewegungen mit sehr poetischen Umschreibungen: „Der Drache pickt das Futter“ oder „Der Affe pickt das Futter“. Cesare meint, das wäre was für meine Show. Er imitiert einen alten Mann, der am Stock langsam reinkommt, dann sehr energetisch die Form spielt und wieder langsam am Stock davonschleicht. Das hat wirklich was sehr Komisches, Cesare sollte es spielen. Er ist wunderbar darin. Ein Charakter! Er kommt aus Milano und ist seit einigen Jahren auch bei Master Lim.

Im Zimmer, zurück vom Taiji und Tim Sum, liege ich auf dem Bett mit vollem Bauch. Der Ventilator läuft an der Decke, kühlt und streicht über den Körper, sehr angenehm bei dieser Hitze. Die Bewegungen des Pushhands am Morgen wirken noch nach. Das Schieben, das Ziehen, das Drehen, das Rollen. Lasse es also, entspannt auf dem Bett liegend, nachwirken. Es könnte heute sehr heiß werden. Draußen noch klarer blauer Himmel, der sich langsam mit Hitze auflädt. Über dem Penang Hill wächst schon wieder ein dicker, weißer Wolkenberg. Der Körper arbeitet nochmal die Bewegungen des Morgens durch. Döse dann etwas weg, wache auf und fühle mich sehr schwer und kompakt. Ich stelle eine beginnende große Veränderung fest. Im Pushhands kehrt sich nun etwas um. Jetzt wird es wirklich ein „Loslassen“. Der Frust am Morgen im Park, schwindet. In den wenigen Tagen hat sich so viel getan, als seien es Monate gewesen. Dann probiere ich noch einmal das

Drehen der Hüfte mit „Knie streifen“, so dass der Arm dabei wirklich der Hüfte folgt und dadurch wie eine Welle nach vorne geht. Ich teste es vor dem Spiegel, versuche es genau auszutarieren. Entdecke, dass eigentlich erst das Drehen und dann das Verlagern kommt. Oder besser, im Drehen verlagern, und beim Drehen soll zugleich ins volle Bein in der Leiste gesunken werden. Ich muss es nun im Körper umlernen und versuche es über die Tage immer wieder im Zimmer. Der dunkle Holzboden ist angenehm, mein Fuß findet seinen Platz, der Boden fühlt sich weich an.

Im kargen Neonlicht am Abend, sitzt Mr Hock im Coffeeshop an einem Tisch und hört Opernarien aus einem Player der vor ihm steht. Er ist ganz vertieft, sitzt ruhig. Sein melancholischer Blick zeigt, dass er zutiefst bewegt ist. Die ganze Halle wird von Pavarotti ausgefüllt, bis hinauf in die Zimmer…

Später erzählt mir Mr Hock, als er vor dem Hotel unter der Arkade steht und auf die Straße schaut, dass es gegenüber, sowie rechts und links vom Hang Chow, mehrere Plattengeschäfte gab. Dort war er immer als Kind, hörte Musik und wuchs damit auf. Nun kann er „Carmen“ mit Pavarotti in Penang nicht finden. Später höre ich, dass es „La Donna Mobile“ ist, als er das Lied vor sich hinpfeift...

Penang im Regen. Immer wieder beginnt ein kräftiger Regenschauer. Es wird ein sehr verwaschener Tag. Immer wieder fängt es an zu regnen, hört auf, kommt wieder, eine Regenwelle nach der anderen. Höchst angenehm, da es dafür nicht zu heiß ist. Paul der oben an der Rezeption arbeitet, zeigt sein silbernes Feuerzeug was beim Öffnen noch vor drei

Wochen rot blinkte und die Melodie „Pour Elise" verzerrt spielte. Jetzt blinkt und spielt es nicht mehr. Nur noch zünden geht. Ich sitze mit Freunden unten im Coffeeshop Draußen regnet es sich so richtig ein. Der Coffeeshop ist voll. Gespräche über Architektur, Bauhaus, Loos, Hundertwasser, Gaudi. Einer erzählt von einem Traum: Er wollte in einem Hotel in einen Aufzug steigen. Als der Aufzug kam, war dieser eine ganze Wohnung. Darin konnte man nach oben fahren. Ang meint zu mir, dass es wohl was auf sich haben müsste, dass ich seit Jahren immer wieder zu Master Lim gehe und nicht andere Taiji Master aufsuche. Ob es denn nicht eintönig sei, wenn Master Lim immer das Gleiche erklärt? Es ist nicht die Frage ob man immer das Gleiche tut. Wie Einatmen – Ausatmen... Man tut das Gleiche aber es ist niemals gleich. Es sind die Nuancen in diesem Gleichen. Darin entdecke ich neue Feinheiten. Nicht die Worte, sondern die ganze Athmosphäre, das gemeinsame Üben und letztendlich das Ritual des Tim Sum. Das macht es jeden Morgen außergewöhnlich. Marion, eine Freundin, die in Penang lebt und Deutsch unterrichtet, erzählt von einem chinesischen Bekannten, der gestorben ist. Er war noch relativ jung. Als man ihn aufgebahrt hatte, lag er in einem Sarg, weiß mit goldenen Ornamenten, wie der Sarg einer Prinzessin. Von ihm selbst war nur der Kopf zu sehen. Er sah eigentlich ganz gesund aus, meint sie. Der Kopf ragte aus einem hellgrauen Karton, der den ganzen restlichen Körper bedeckte. Es sah aus, als läge er in einer Pralinenschachtel. Der Karton war auch etwas schief. Es hatte für sie etwas Makaberes.

„*It's like a wave. The people and cars pass like a wave. They come and they go*". Mr Hock steht unter der Arkade seines Hotels. Es ist ziemlich was los. Gerade kam von der kleinen Moschee nebenan der Ruf zum Abendgebet. Nun strömen die Moslems in Richtung der Moschee. Mr Hock meint, wenn man kein Taxi braucht, dann kommt eines nach dem anderen. Sie fahren die Chulia Street auf und ab. Brauchte man eines, kommt oft keines. Das sei mit allen Dingen so. Mr Hock philosophiert weiter: „*If everything goes always the same direction, it's bad. If everything goes up and then down, it's quite good. Let's say, it's normal.*" So ist das Leben. Du beobachtest und alles geht und kommt, wie die Wellen im Meer. Dabei macht er die Handbewegung einer Welle, die kommt und wieder geht. Wenn wir uns gelangweilt fühlen, sei es gut, die Wellen zu beobachten. Ihre Bewegung, das sei natürlich und interessant, meint er in seiner typischen Gelassenheit.

„Bewege dich wie eine Armbanduhr. Die beiden Zeiger sind von der Mitte genau ausgerichtet. Im Inneren der Uhr spielen für die Bewegung der Zeiger alle Rädchen und Federn zusammen. Nach außen hin ist nur eine einfache Bewegung, der Zeiger, die ihre Position verändern, zu sehen. Innen hingegen, von außen nicht sichtbar, laufen dazu viele kleine miteinander verbundene Bewegungen ab. Genauso spielt es sich im Körper beim Taiji ...". Nachmittags, als ich meine Notizen unten im Coffeeshop mache, lädt mich Mr Hock zu einer Tasse Tee an seinen Tisch ein. „*If you are busy, its not taiji*". Auf dem Tisch ein kleines Wischtuch, eine Teekanne und eine kleine Teetasse mit noch etwas von einem dunklen, bernsteinfarbenen Tee. Er bringt mir eine Teetasse und schenkt mir von dem Tee ein, der zu Anfang sehr bitter schmeckt und dann leicht süß nachwirkt. Mr Hock vergleicht guten Tee mit gutem alten Congnac.

Es ist heute ein ruhiger Sonntagnachmittag und nicht viel los. Draußen donnert immer wieder ein Bus vorbei, die alte Wanduhr schlägt einen weichen Klang. Es ist nicht zu heiß, zumindest im Coffeeshop. Die Ventilatoren an der Decke laufen lautlos. Master Lim deutete heute Morgen im Tim Sum House auf die Ventilatoren und sagte, dass sie ein Zentrum haben und die Flügel darum herum laufen. Dabei streckte er den Finger gerade wie eine aufrechte Achse. Die Körperachse beim spielen der Taij Form. Mr Hock strahlt seine Lässigkeit aus. Die orangen Fische im Aquarium scheinen uns beim Tee trinken zuzuschauen. Fühle mich sehr entspannt, aufrecht im Rückgrat, gesunken in der Brust, alles stimmt, scheint in meinem Körper am richtigen Platz. Die Arme werden warm bis in die Fingerspitzen, ebenso die Füße und der Bauch, als zirkuliere dort etwas im Kreis. Der Kopf ist frisch. Mr Hock meint, ich sei nah dran, sollte dranbleiben, nicht zu schnell, aber dranbleiben.

Die Küche

“The best teaching you get in the kitchen”. Immer wieder kommt es vor, dass Master Lim uns für nachmittags zu sich nach Hause einlädt. Es gibt eine Taiji Stunde in seiner Küche. Dort ist allerdings wenig Platz zwischen Tisch, Spüle und Kühlschrank. Er beginnt gleich wieder mit den Anwendungen im Pushhands. Ich versuche also immer beim Gedrückt oder Geschoben Werden, gleich mit einem Fuß wieder auf den Boden zu kommen, um wieder stabil zu stehen. Master Lim geht ganz im Taiji auf. Er lehnt an der Spüle, wenn einer von uns einen Push an ihm versucht und wird vor Begeisterung ganz laut.

"Öffnen", "Schließen", "Yin!", "Yang!", "Eine Seite kommt, die andere geht...", "Loslassen!" wiederholt er wieder und wieder. Taiji sei schließlich wie Billard spielen. Stoße mit dem Stock, aber mit dem ganzen Körper. Der ganze Körper ist die Hand, die den Stock führt. Der Körper ist dabei elastisch wie Gummi. Master Lim nimmt ein Gummiband, zieht es auseinander und lässt es wieder zusammen kommen. Dann macht er die Bewegung in groß mit dem ganzen Körper. Die Arme, die sich vom Zentrum ausgehend auseinanderziehen wie ein Gummi. Der ganze Körper bewegt sich dabei wie ein Gummiband. Zum Vergleich reißt er ein Stück Papier ab. Entspanntheit soll nicht schlaff wie Papier sein sondern vielmehr wie die Elastizität eines Gummibands. Im Taiji spricht man meistens von „Entspannung". In Wirklichkeit geht es aber darum, einen Ausgleich von Entspannung und Spannung zu finden. Würde man nur entspannen, dann wäre man wie dieses zerrissene Papier. Um aufrecht stehen und sich bewegen zu können, braucht es eine gewisse gesunde Grundspannung. Diese Grundspannung setzt sich aus dem Wechselspiel von Spannung und Entspannung zusammen. Nun präsentiert er eine lose Plastikschnur. Diese ist schlaff, hat keine Spannung oder wie er sagt, keinen „Spring", jene elastische Bewegungsqualität des Spannens und Loslassens einer Bogensaite, die einen Pfeil abschießt. Dann zeigt er nochmals das Gummiband und zieht es. Dieses hat Spannung und geht in die Entspannung, lässt er es wieder los. Man solle nicht anspannen und starre, harte Kraft verwenden, sondern den Bogen spannen und entspannen lassen. Das Gummiband zieht sich durch den ganzen Körper. Als wäre man von Fuß bis Kopf durch ein Gummiband verbunden. Vor allem das Rückgrat ist Hauptbestandteil des Gummibands. Bei jeder Bewegung, von einem Fuß ausgehend, bewegt sich immer der ganze Körper mit, da alle Teile des Körpers miteinander elastisch verbunden sind. Die Vorstellung des Gummibands oder auch einer Sprungfeder, durch den ganzen Körper laufend, unterstützt das Fühlen des Unterschiedes von Grundspannung und Entspannung. Der Fahrradschlauch ist für mich dazu ein weiteres, sehr eindrückliches Bild. Wenn ein Fahrradschlauch leer ist, so ist sein Zustand schlaff und leblos. Wird nun Luft in den Fahrradschlauch gepumpt, ändert sich sein Zustand, als wäre er belebt. Ich stelle mir vor, wie der Fahrradschlauch also beatmet wird und so zu seiner Spannkraft kommt. Drückt man nun in den Fahrradschlauch, so gibt er etwas nach, kommt aber gleich, lässt man los, in seine Form zurück. Er bleibt trotz dieser Stärke elastisch. Damit ist eine vitale „Entspannung“ gemeint. Einhergehend mit der Elastizität des Gummibands und des Fahrradschlauches ist auch der Aspekt des „Qi“, von dem Master Lim oft spricht. Der Körper soll mit Qi gefüllt sein, speziell das Dantian. Das Qi ist wie Luft im Fahrradschlauch. Beim Zhan Zhuang kann dies besonders erfahren werden, wie durch die aufmerksame Entspannung und das Loslassen in Verbindung mit dem Atem der Körper geradezu mit Leichtigkeit steht und die Arme scheinbar wie von alleine, ohne Anstrengung in der Luft liegen. Dies kann nicht forciert oder getan werden, sondern folgt auf natürliche Weise von selbst durch kontinuierliches Üben. Master Lim geht kurz in die Position des Zhan Zhuang. Am Spülbecken liegt ein Schwamm. Master Lim drückt seinen Finger in den Schwamm. Der Schwamm gibt kurz nach und kommt wieder in seine ursprüngliche Form zurück. Ich bin immer wieder überrascht, worin er das Taiji Prinzip entdeckt. Es ist schlicht überall. Selbst in diesem

Schwamm. Gleich demonstriert er das runde Bewegen aus dem Zentrum heraus in einer runden Wasserschüssel, die gerade im Waschbecken steht. Wesentlich bei der Taiji Form oder dem Pushhands ist immer die zentrierte Bewegung. Mit der Hand bringt er das Wasser in eine kreisende Bewegung. In der Mitte entsteht ein Strudel, eine Achse, um die sich das Wasser zu drehen scheint. Dann legt er einen Plastikbecher aufs Wasser und dieser dreht sich sofort in der Mitte der Schüssel um seine eigene Achse. Das Wirken der Energie wird unmittelbar sichtbar. Jede Bewegung kommt vom Zentrum und wird vom Zentrum geführt. Selbst als wir oben im Wohnzimmer ein Taiji Video von Zheng Man Qing anschauen, ist er währendessen am Unterrichten, stellt Bewegungen, die er im Video beobachtet, nach und erläutert dabei das ”Öffnen und Schließen”. Als eine Gruppe von Schülern Zheng Man Qings auf dem Video beim Laufen der Form zu sehen sind, kommentiert er ”nicht in Ordnung”, da offensichtlich kein “Öffnen – Schließen” in den Bewegungen war. Er sieht alles. Und er hat eine wunderbare Sprache, die des unmittelbaren Tuns. Es ist weniger das, „was“ er erklärt, sondern „wie“ er etwas erklärt. Der Spontanität sind dabei keine Grenzen gesetzt.

Die Pension in Rimini

Etwas außerhalb von Georgetown in der York Road befindet sich die Taiji Association. Zheng Man Qing sendete seinerzeit seinen Schüler Yap Siew Thian nach Penang, um die Association zu gründen. Die Association besteht aus einem großen Vorplatz, auf dem geübt wird, und einem Haus mit einem großen Yin-Yang Symbol. Zweimal die Woche fahren wir dorthin. Cesare und ich sitzen auf der harten Hollywoodschaukel ohne Polster vor dem Haus der Taiji Association. Es ist wie eine Pension in Rimini, meint Cesare. Wir schaukeln leicht und ein paar Leute laufen die Form, heben die Hände und diese bewegen sich als Wellen und ziehende Wolken. Irgendwie gefällt mir das, dass sich alle in Zeitlupe bewegen, so ganz selbstverständlich. Es hat beim Zusehen schon etwas Beruhigendes. Wir spielen die Form dann gemeinsam mit der ganzen Gruppe. Vorne am Boden steht ein winziger Player, in dem eine scheinbar neuere Version der Form mit Ansagen der einzelnen Bewegungsbilder läuft. Die Ansagen sind in Mandarin. Danach spielen wir die Form nochmals, mit der älteren, schnelleren Version. Es ist gut, die Form oft zu spielen. Immer wieder kommt man an bestimmten Stellen vorbei. Schaue ich bei einem Detail in Bewegung zu genau hin, läuft mir die Gruppe mit der Form ständig davon. Obwohl sie weiter so langsam und gemächlich am „schwimmen" sind. In einer Pause nehmen wie ein paar Tassen Tee, denn die feuchte Hitze, selbst am Abend nach dem Dunkelwerden, macht durstig. Dabei kommen wir immer wieder ins Gespräch. Taiji ist eine innere Kunst, der Geist ist ganz mit dabei. Denkt man während dem Laufen der Taiji Form an anderes wie Geschäfte, Familie oder sonstiges, so bleibt es nur eine äußerliche Übung und man entwickelt sich kaum tiefer. Die Meister früher übten ganz anders. Sie wurden erst einmal zwanzig Minuten ruhig und fingen dann an die Form zu laufen. Die Jungen sind an Taiji nicht mehr sehr interessiert, machen lieber Kung Fu oder Karate, erläutert einer aus der Gruppe. Das scheint mir gleich sehr einleuchtend, mit dem Ruhig werden, wie es die alten Meister gemacht haben. Es ist an der Zeit, mich mit dem Zhan Zhuang, das ja auch diesem zur Ruhe kommen dient, nochmals intensiver zu befassen. Tong, ein weiterer Freund aus Penang und Mitglied der Association, taucht auf. Wir spielen eine Runde Pushhands mit einer ganz feinen Qualität, sehr weich, sensitiv, langsam, hörend. Dann gebe ich mir eine Runde Pushhands mit einem dicken, schweren Chinesen, genannt der „Bulldozer". Er ist schnell und hart. Ich lasse einfach locker, gebe ihm andauernd meinen rechten Arm, er wird immer schneller, ich lasse mehr los, er bekommt mich kaum zu greifen. Ich versuche kein Drücken oder Schieben, sondern konzentriere mich aufs „Nachgeben", also das Ableiten der Energie und das Loslassen. Bald kommt er mir vor wie ein Hund, der immer wilder mit einem Stock spielen will. Ich muss lachen. Er ist dadurch scheinbar irritiert und meint, er sei eben noch Anfänger. Ich merke kurz, dass er wohl im Begriff war, sein Gesicht zu verlieren. Ich beruhige ihn und wir müssen beide lachen. Interessant, danach ist er plötzlich sehr weich und entspannt, für eine Weile zumindest. Es gibt noch ein paar Bulldozer-Attacken von ihm. Das ist das Wichtigste und macht im Wesentlichen das Taiji aus: Was immer kommt, nimm es an und folge ihm. Sei aufmerksam, was da kommt, welcher Stoß, von welcher Seite. Es gibt kein hartes oder weiches Pushhands. Es gibt nur ein Pushhands. Nach einer Zeit gibt der Bulldozer erschöpft auf. Er hat ordentlich Energie verbraucht. Er schwitzt und ist außer Atem. Dann versuche ich nochmals Pushhands mit Tong. Das hat wieder einen ganz anderen Rhythmus. Plötzlich greife ich wieder in Butter, als ich mit ihm übe. Er ist unglaublich weich und wachsam. Wir probieren einige Details aus. Es scheint mir immer wieder der richtige Weg zu sein. „Wo muß man loslassen, wo muß man festhalten, wie findet man das heraus?" Ein Merkmal für ein sinnvolles, gutes Üben ist die Langsamkeit. Tong meint, es seien verschiedene Qualitäten von Körpern, mit denen man trainieren kann. Es gibt kleine Körper, große Körper, weiche Arme und harte Körper, harte Arme und weiche Körper ... Das Taiji bekommt alleine davon schon etwas sehr Individuelles und zugleich Universelles.

Wir versuchen das Prinzip wovon Master Lim am Morgen immer spricht: „Wenn die Hände drücken, kommt der Körper. Wenn der Körper drückt, kommen die Hände“. Drückt man einen mit Wasser gefüllten Ballon an einer Stelle, so fließt das Wasser im Ballon von dieser Stelle zu einer anderen. Die Stelle, woher der Druck kam, wird also leer und eine andere Stelle voll. Das genau ist das Prinzip, das im Taiji und Pushhands Anwendung findet. Üben wir langsam und hören der Bewegung zu, so können wir genau dieses Prinzip wahrnehmen. Das hat ganz einfach mit Entspannen und Loslassen zu tun. Wenn man es einmal gespürt und verstanden hat, dann machte es ziemlichen Spaß. Nach dem Taiji in der Association machen wir noch eine kleine Tour zum Gurney Drive. Cesare war noch nie in dieser Ecke von Penang. „Nun kommen wir nach New York“ meint er erstaunt, als er die neuen, riesigen Hotels und hochgezogenen Apartmenthäuser mit teurem Blick aufs Meer sieht. Am Gurney Drive dann ein Lokal, zur Straße hin offen mit einer Bühne. Alles ist bunt kitschig beleuchtet. Hübsche Chinesinnen singen Schnulzen. Manchmal bekommen die Sängerinnen Blumengirlanden gereicht, die man im Lokal kauft. Nach dem Auftritt setzen sie sich zu einem Gast an den Tisch. Meist zu denen, die zuvor Blumen überreicht haben. Sobald sie sitzen, wird ein kleines Glas Wasser serviert. Das kostet vier Ringit. Hat sich eine der Sängerinnen einmal zu jemandem gesetzt, so wird sie sich immer zum gleichen Gast setzen, kommt er ein anderes Mal wieder. Dann kennt man sich schon. Das kostet dann, denn das Wasserglas kommt auch gleich wieder, vier Ringit. Die Kellner haben das gut im Auge, wann und wo sich eine Sängerin dazu setzt. Wir hören eine Zeit zu und beobachten das Treiben gegenüber von der Kaimauer aus, auf der wir als Zaungäste sitzen.

Sungai Petani

Eine Zeit lang begleite ich Master Lim zum Taiji Unterricht in einer Shaolin Association nach Sungai Petani. Es ist eine lange, oft ermüdende Reise für 1 ½ Stunden Taiji Unterricht. Eine Fahrt mit der Fähre hinüber ans Festland nach Butterworth, weiter mit dem Bus und schließlich jemand, der uns abholt und zur Association bringt. Alles, was gewöhnlich passiert, ist für Master Lim Taiji. Auf der Fähre von Penang nach Butterworth, als wir am Pier anlegen, gibt es wieder diesen leichten Stoß von der Seite. Master Lim meint ganz lapidar: „Taiji".

Der Eingang zur Shaolin Association ist versteckt hinter dem Schuhregal eines Shops, wie eine Geheimtüre. Dann geht es eine schmale, steile Treppe hinauf, wo alles in den Ecken mit Spinnweben verhangen ist. Eine letzte Treppe, und man ist auf dem Dach, das als Übungsplatz dient. Master Lim geht immer langsam nach oben. Es ist Abenddämmerung, links unten ein leuchtend roter chinesischer Tempel, der Himmel darüber ebenfalls, rot. Aus allen Richtungen das Geräusch von Schwalben. Der Osten verschwindet in die Nacht. Eine Neonröhre geht an, gibt uns Licht auf der Dachterrasse. Wir beginnen still die Form zu laufen. Danach spricht Master Lim über die Mittelachse. Dazu findet er in einer Ecke eine alte Neonröhre, die er aufrecht hält, und dreht sie ein paar Mal hin und her. So aufrecht soll der Körper sein und das Rückgrat in sich drehen. Dann kippt er die Röhre zur einen und zur anderen Seite. Der Körper soll in der Bewegung nicht nach vorne oder hinten kippen. Ist der Körper aufrecht in seiner Mittelachse, dann kann man sich in die acht Ecken, also alle Richtungen um einen herum, bewegen. Die acht Ecken beschreiben einen Kreis um einen herum. Man selbst ist die Mittelachse.

Der große strömende Fluss. Selbst, wenn eine Bewegung kurz stoppt, ist die Aufmerksamkeit weiter in Bewegung. In Sungai Petani ahne ich heute, was es sein könnte. Wenn mein Gegenüber wieder wild wird und gar harte Kraft anwendet, „höre" ich ihm zu und folge ihm. So ist Ausweichen und Neutralisieren möglich. Vielleicht auch ein Stoßen und Entwurzeln. Aber es gelingt mir nur selten. Bei einem Push falle ich immer steif nach hinten wie ein Brett, da mein Schwerpunkt zu sehr nach oben rutscht. Es scheint aussichtslos, wird aber schließlich ein amüsantes Spiel. Können und nicht können, scheitern und nicht scheitern. Master Lim schüttelt schon den Kopf, da ich immer wieder das "Sinken" vergesse. Mit dem Qi komme ich nicht zum Unterbauch. Master Lim legt ein Blatt auf seine Handfläche, pustet es weg. So leicht fliege ich immer davon. Er legt dann einen Schlüsselanhänger auf seine Handfläche, pustet und dieser bleibt liegen, weil er einfach schwer in der Hand liegt. Soweit gelingt es mir noch nicht, wie ein Schlüsselanhänger auf der Hand liegen zu bleiben. "Frage dich, warum du aus der Balance geschoben wurdest". Der Satz taucht heute wieder auf. Ich stelle oft Widerstand und Härte in mir fest, kommt vom Gegenüber ein Pushversuch. Dadurch falle ich prinzipiell immer aus der Balance. Mit jedem Push also erneut diese Frage. „Die Fehler sind die Mutter des Erfolges“, lässt Master Lim heute Abend von jemandem aus der Shaolin Gruppe übersetzen. Es ist also gut, gepusht zu werden. Das deckt sich mit dem "ins Verlieren investieren" von Zheng Man Qing. Wenn es auch oft schwer zu verdauen ist. Wir üben manchmal wieder mit zu viel Kraft. Ich übernehme dann die harte Kraft des Partners. Oder auch er übernimmt meine harte Kraft. Es geht dann hart auf hart. Spüre es heute wieder danach im Bus in den Armen und Händen. Kurz darauf ist der Körper aber wieder entspannter, als ich das Rückgrat etwas mit Aufmerksamkeit abwandere. Geradezu wohltuend nach dem vielen Gerangel.

Wir nehmen den letzten Bus zurück. Master Lim sitzt neben mir am Fenster, sein Blick ruhig nach vorne. Dort drüben schon die Lichter vom Penang Hill und Komtarturm. Als gäbe es kein Meer dazwischen, wirkt Penang schon so nah, obwohl es noch ein ganzes Stück entfernt ist. Wie so viele nächtliche Fahrten auf einer Autobahn, ein dunkles Autobahnband, rote Rücklichter, die vorbeiziehen. Leichte Müdigkeit. Platz dazwischen, Gedanken schweifen lassen. Kuala Lumpur 350 km, auf einer grünen Tafel. Dann die Ausfahrt Butterworth. Nachts ist auf den Autobahnen alles gleich. Es könnte auch irgendwo in Europa sein. Es beruhigt mich aber, da Master Lim noch neben mir sitzt, ich noch in Asien bin. Er legt dann seine Hand kurz auf meine und lacht: "*Listen the skin anytime*“. Immer wieder beginnt sein Unterricht ganz unverhofft aus seinem Schweigen. Sei aufmerksam und fühle das Qi, dein Qi und das Qi des Gegners.

Wir sitzen in der ersten Reihe. Der Blick hinüber nach Penang ist für mich wieder wie großes Kino. Auf der Fähre, die wie ein breites, altes Raumschiff aus einem Roman von Jules Verne schwankend vom Festland nach Penang übersetzt, sitzt Master Lim auf der Sitzbank in Meditation. Sein Gesicht entspannt, Augen geschlossen, Körper aufrecht, Kinn gesunken, die Hände vor den Unterbauch locker übereinander gelegt, die Daumen ineinander gelegt, die Füße am Boden leicht gekreuzt. Qi sinken lassen. Die ganze ruhige, leicht schaukelnde Fahrt hinüber nach Georgetown, das in der Nacht langsam näherschwebt. Die Meditation ist ein achtsames Verweilen in der Gegenwart. Meditation ist den Geist ausruhen lassen. Es ist keine Konzentration auf Gedanken, auch keine Konzentration auf „jetzt an nichts zu denken". Die Betonung liegt dabei auf „lassen". Den Geist lassen, Gedanken ziehen lassen. Dabei ist der Atem oder die Achtsamkeit am aufrechten Rückgrat, der Körpersäule. Wie ein Anker, an dem man ruhen kann. Speziell der Atem kann weder in der Vergangenheit noch in der Zukunft, sondern nur in der Gegenwart sein. Nichts wird forciert, nur beobachtet. Es ist ein Geschehen Lassen. Dies passiert nur in der Gegenwart.

Wir legen in Georgetown an. Wieder der weiche Stoß, ein leichtes abprallen der Fähre am Pier, nur ein kurzer Moment ... Da ist es wieder, das Taiji. Master Lim lächelt ...

"Eine kleine Bewegung ist besser als eine große Bewegung. Keine Bewegung ist besser als eine kleine Bewegung. Ruhe ist die Mutter aller Bewegung."
Wang Xiang Zhai

II. Bangkok – zurück zum Anfang

Ungefähr 1300 Jahre zurück kam Bodhidharma aus Indien nach China und brachte mit ihm den Buddhismus. In China wurde der Buddhismus später als „Chan-Buddhismus", das Äquivalent zum japanischen Zen-Buddhismus, bekannt. Er unterrichtete buddhistische Meditation und später dann auch Shaolin als körperliche Übung zum Ausgleich der langen, bewegungslosen Meditationen. Dann viel später, etwa vor 400 Jahren, Chan Sanfeng, eine weitere erleuchtete Persönlichkeit, überlegte sich, warum das Shaolin als körperliche Übung und die buddhistische Meditation als geistig-spirituelle Übung getrennt voneinander praktiziert wurden. Dadurch kam ihm schließlich die Idee, beides in einem zu praktizieren, die körperliche und die geistige Übung zusammengefasst. Daraus wurde schließlichTaiji Quan.

In Bangkok im Lumpinipark, stosse ich zur Taiji Gruppe von Master Chen Liang Yao. Eines Morgens erzählt er eine Geschichte über den Ursprung des Taiji Quan. Ich entdecke eine Fortsetzung des Taiji Quan von Penang. Sein Fokus geht auf die drei Grundpfeiler des Taiiji als ein ganzheitliches Übungssystem: Zhan Zhuang Qigong, die „Ruhe" oder „Unbewegtheit", Taiji Quan, die „Bewegung" und schließlich Pushhands, die „Anwendung". Ich beschließe, noch einmal zurück an den Anfang zu gehen: „*Stehe als bewegtest du dich, bewege dich als ständest du …*"

Stehen wie ein Berg

„Gebrauche deinen Geist. Im Zhan Zhuang stehe wie ein Berg, werde ruhig, atme natürlich, tief und weich, fühle die kleinste Bewegung im Körper. Von außen gesehen wirkt man unbewegt, und doch spielen sich feinste Bewegungen im Inneren ab, initiiert durch den Atem. Erkenne die feinste Bewegung. *Gebrauche den Geist* bedeutet Aufmerksamkeit und Ruhe. Dies ermöglicht dir, die Bewegung und das Momentum zu fühlen. Wenn du die Form läufst, ist es gleich, als würdest du stehen. Ruhig wie ein Berg, aber gleichsam in Bewegung wie der Wind. Im Taiji sind es nicht nur Worte oder eine Metapher. Im Taiji wird es Wirklichkeit." Master Yao erläutert dies an einem Morgen. Dabei imitiert er die Bewegung dazu. Wie er dabei kurz tief einatmet, wieder weich ausatmet und sein ganzer Körper diesem Atem folgt. Beim Einatmen weitet sich der Körper, die Arme öffnen leicht. Dies wird vom Rücken aus geführt. Beim Ausatmen kommen die Arme wieder leicht zusammen. Die Bewegung von Öffnen und Schließen läuft mit dem Atem zusammen über den Rücken in Verbindung mit den Schulterblättern. Ich kann sehen, wie alles, selbst das Kleinste in seinem Körper, in Bewegung kommt.

Unten sinken, ins Schwere, ins Zentrum, getragen, bringt wohlige Entspannung oben. Wie ein stilles, stehendes Wasser eines Teichs. Auf der Wasseroberfläche des Teichs liegt ein Blatt. Es ist in Ruhe und doch in Bewegung.

Nun starte ich jeden Morgen im Park direkt am See mit dem Zhan Zhuang. Dazwischen spiele ich, um wieder in einen Bewegungsfluss zu kommen, ein Stück der Taiji Form. Ich entdecke wieder, wie sich beides wunderbar ergänzt. Das Zhan Zhuang bleibt für mich ein weites Experimentierfeld – von der Faszination „mit wenig tun, viel erreichen" bis zu aufkommender Langeweile, da sich scheinbar gar nichts tut. Manchmal kommt es mir gar seltsam vor, wenn ich stehe. Aber das hat meist mit bestimmten Erwartungen zu tun. Zhan Zhuang läuft eigentlich den üblichen Denkweisen und Erwartungshaltungen entgegen. Zhan Zhuang ist ein Paradox. Anfangs kann das Stehen eine große Herausforderung sein. Ein Freund meint, als ich eine anfängliche Stehdauer von etwa zehn Minuten erwähne, er sitze jeden Tag eine halbe Stunde auf seinem Trainingsrad bei sich zuhause. Da seien ja zehn Minuten nichts. Ein anderer Freund, dem ich ein paar Taiji Bewegungen und das Zhan Zhuang zeige, meint, als ich eine mögliche Stehdauer von etwa zwanzig Minuten erwähne, dass er dafür keine Zeit habe und bricht das Zhan Zhuang wieder ab, als er gerade mal eine Minute stand. Er habe noch anderes zu tun. Wir erwarten oft, speziell mit unserer westlichen Anschauung, dass, wenn man viel tut, auch gleich viel passiert. Aber im Zhan Zhuang passiert sehr viel, auch wenn man dabei wenig tut. Es kommt dem philosophischen Wuwei sehr nahe, das Handeln durch Nichthandeln. Es braucht wirklich eine Zeit, bis man Veränderungen feststellt. Oft tun sich ganz kleine Dinge, subtile Veränderungen. Das geht langsam und daher auch in gesunder Weise. Man überlässt sich mehr dem Momentum, als dass man willentlich etwas forciert. Alle Erfahrungen und Emotionen sind überall im ganzen Körper gespeichert. So entstehen bestimmte Haltungs – und zugleich Verhaltensweisen. Im Zhan Zhuang oder Taiji Quan kann es dazu kommen, dass im Lauf der Zeit diese eingeprägten Erfahrungen wieder berührt werden. Anfangs stoßen wir oft auf Widerstand, wenn wir versuchen, wirklich „loszulassen“. Das ist die Festung, die wir aufgebaut haben. Dies zeigt sich anfangs oft in Ermüdung und Erschöpfung. Durch den Entwicklungsprozess des Zhan Zhuang und Taiji Quan lösen sich diese Verfestigungen langfristig auf. Als ich heute Morgen im Park mit dem Zhan Zhuang begann, empfand ich zuerst diese enorm feuchte Hitze als sehr unangenehm. Je mehr aber dann mein Fokus von selbst in die Übung und in den Körper ging, desto mehr verschwand die Hitze unauffällig, und plötzlich nahm ich sogar eine frische, angenehme Brise wahr. Da merkte ich erst, wie die Hitze vorübergegangen war, obwohl es immer noch heißer wurde, je mehr es gegen Mittag ging. Nur mein Fokus hatte sich verlagert und zugleich ließ die Wirkung des Zhan Zhuang meinen Körper leichter mit dem Umstand der Hitze umgehen. Ein Freund aus der Gruppe meint, dass liegt vielleicht daran das die Hautporen nun nach dem Üben gut geöffnet seien.

Wieder fühle ich, dass sich gar nichts bewegt, alles felsenfest scheint. Dabei erinnere ich mich, was Master Yao immer wieder erwähnt. Im Zhan Zhuang können wir das – wie er es gerne ausdrückt – „Mensch-Gefühl“ entdecken. Was er damit meint, ist schlicht das Fühlen des menschlichen Körpers, alle Teile wie Muskeln, Sehnen, Knochen, der Atem, Emotionen. Alle Elemente, aus denen wir gemacht sind. Im Zhan Zhuang erforschen wir dieses Mensch-sein-Gefühl. Oder anders gesagt, im Zhan Zhuang lerne ich mich selbst kennen. In jeglicher Hinsicht, körperlich wie mental. Kenne ich mich genauer, so kenne ich auch meinen Gegner genauer, hinsichtlich der Anwendung der Kampfkunst des Taiji Quan. Wenn wir keinen Partner haben, mit dem wir das „Pushhands“ spielen können, um zu sehen, wo wir leer machen, voll machen, schließen oder öffnen können, so üben wir mit uns selbst. Beim Zhan Zhuang folgst du dir also selbst und borgst dir deine eigene Energie, da du keinen Partner oder Gegner hast. Entspanne dabei vor allem die Hände und Handgelenke. Verbinde das Stehen mit dem Atem. Fühle etwas am Handgelenk bis zum Handrücken. Etwa die Hand der schönen Dame, wie im Zheng Man Qing-Stil. Forciere deinen Atem nicht, vielmehr beobachte und fühle ihn. Wenn du einatmest, ziehst du etwas an, in Richtung deines Zentrums, über die Hände und Arme. Das ist „Schließen". Wenn du ausatmest, strömt es wieder vom Zentrum weg nach außen, und sogar nach oben und unten. Das ist „Öffnen". Dieses feine Fließen, das Sammeln und Ausströmen, können wir erst fühlen, wenn wir wirklich entspannt und somit durchlässig sind. Die Wahrnehmung dieser sehr feinen Bewegung in der stehend ruhenden Position setzt mit fortgeschrittenem Üben ganz natürlich ein. Es sollte nicht forciert werden. Im Zhan Zhuang liegt der Widerstand. Es ist niemand anderes vorhanden, der die Widerstände gibt. Es ist die Entdeckung des eigenen Widerstandes. Über die Widerstände erfahre ich von der Durchlässigkeit, den Fluss der Weichheit. Über die Zeit, durch kontinuierliches Versuchen, entsteht die eigene Form. Aus dieser erfahrenen Form entwickelt sich alles andere. In die Weichheit und Entspanntheit über den Weg des Widerstandes. Man kann seine inneren Grenzen ausloten und auf sanfte Weise wohltuend erweitern. Im Zhan Zhuang und Taiji Quan erkunden wir also einen natürlichen Druckausgleich. Wenn etwas sinkt, schwer wird, wird etwas anderes leicht. Gerade im Pushhands kann dies durch Druck durch den Körper ableiten, erfahren werden. Druck kann daher also durchaus als positiv gesehen werden, ist konzentrierte gesammelte Kraft.

Nun stellt sich, durch das Zhan Zhuang in Verbindung mit dem Taiji etwas „Mitfühlendes“ ein. Es gelingt mir bereits einige Male, den Partner im direkten Kontakt körperlich genau wahrzunehmen. Wo ist sein Zentrum, wo ist er verspannt, fest, wo ist er offen? Der körperliche Zustand kann so nun klar wahrgenommen werden. In der Gruppe im Park entdecke ich feine, prägnante Unterschiede zwischen verschiedenen Partnern. Merke sehr klar, dass einer viel harte Kraft einsetzt, wenn auch sein Fühlen sehr gut ist. Ein anderer entwickelt ein gutes Wurzeln in den Boden, ist aber im Körper immer völlig angespannt. Ich kann regelrecht über seine körperliche auch seine sehr emotionelle Anspannung fühlen, so dass ich mich für das weiche Folgen und Ableiten entscheide und keine Pushes versuche. Fast das Gleiche fühle ich dann bei einen Dritten. Er ist insgesamt weicher, aber seine Verspannung liegt klar in den Schultern. Als ich dies im Spiel wahrnehme, ist er verwundert, dass ich seine Verspannung in den Schultern spüre, obwohl wir nur über die Hände im Kontakt sind. Ich sage ihm, dass ich das fühlen könne, über den Körperkontakt, selbst wenn ich die Schultern nicht direkt berühre. Auch bei dieser Runde Pushhands gibt es wieder was zu lernen. Der Kontakt geht also über die Hände und fließt durch den ganzen Körper bis in die Füße. Das stimmt auch mit dem überein, was Master Yao einmal gemeint hatte - nur die Füße des Gegners wahrzunehmen. Kannst du sie klar fühlen, weißt du, wo der Gegner steht, wo sein Zentrum ist und wie du ihn entwurzeln kannst. Im Spiel mit verschiedenen Partnern beim Pushhands können große Unterschiede in den körperlichen Verfassungen wahrgenommen werden. Aber nicht nur körperlich, sogar gewissermaßen die emotionelle Verfassung zeigt sich sehr klar. Es scheint mir manchmal geradezu, als könne man in den Gegner hineinschauen. So fühlt man im Pushhands mit dem Gegner. Durch die Verfeinerung der Aufmerksamkeit auf den eigenen Körper entwickelt sich auch eine stärkere Wahrnehmung auf die Körper der Partner, mit denen man beim Pushhands in Kontakt ist.

Tief lang weich langsam

Im Griechischen nannte man den Lebensatem Pneuma. Ein Wort, das zuerst vom Philosophen Anaximenes verwendet wurde. Anaximenes meinte, das Leben beginnt mit dem Atem. Alle Dinge kommen von ihm und lösen sich zum Zeitpunkt des Todes wieder auf. Die Seele ist Atem, der kontrolliert und „zusammenhält" (verhindert den Zerfall oder die Zersetzung des Menschen). Wie Luft oder Wind, der Atem umschließt alles und pflegt die Welt.

Kenneth S. Cohen, „Der Weg des Qigong"

Zhan Zhuang ist das Stehen wie eine Waage. Sich justieren, in der Haltung, in der Position, in Verbindung mit dem Atem, den wir natürlich ein- und ausfließen lassen. Wie immer der Atem auch kommt, kurz oder lang, tief oder flach, wir lassen ihn zu Anfang den Weg gehen und beobachten ihn. Auch wie sich dann durch das Beobachten der Atem von selbst verändert. Im Laufe der Zeit wird der Atem tief, lang, weich, langsam. Der Aspekt des Atems tritt im Zhan Zhuang immer wieder in den Vordergrund. Gerade beim Atem zeigt sich das Prinzip des Tun durch Nichttun. Den Atem wahrnehmen, beobachten, ihn aber nicht kontrollieren oder willentlich beeinflussen. Während des Zhan Zhuang bleibt viel Zeit, den Atem beobachten und fühlen zu können. Durch das reine Wahrnehmen des Atems in seiner ganzen Bewegung, verschwinden nach einer Zeit oft all die inneren

Bilder und Gedanken. Tauchen sie aber wieder auf, lenkt man den Fokus einfach wieder auf das Stehen und den Atemfluss innerhalb des Zhan Zhuangs – des Stehens wie ein Berg. Der atmende Berg. Im Atem liegt alles, die ganze Welt. Der Atem ist durchgängig, impermanent, kann nicht festgehalten werden, kommt und geht ...

Ein Kaffee

Am Anfang übte einer der Schüler von Master Yao, das Zhan Zhuang jeden Tag gut eine Stunde lang. Das Ergebnis war aber nur Erschöpfung und Müdigkeit, erzählt er mir, als wir in einer Pause zusammensitzen. Er wechselte schließlich die Übungsweise. Nur etwa fünf Minuten stehen, dann wieder eine Tasse Kaffee und dann nochmals schauen. Es ist gut für den Anfang, das Zhan Zhuang in kleinen Dosen zu starten. Dabei genügt es erst einmal, in kurzen Perioden zu stehen. Fünf oder vielleicht zehn Minuten sind ausreichend. Die Stehdauer dann auf natürliche Weise steigern, einhergehend mit dem Entspannungs - und Heilungsprozess. Und manchmal passiert dann plötzlich etwas. Der Lernprozess läuft über das Wiedererlernen des Lassens. Nicht etwas üben und dann können oder bestimmen, wann man es denn nun kann. Und schon gleich gar nicht etwas „durchstehen“ oder „aushalten“ müssen. Die Fähigkeit zu längerem Zhan Zhuang entwickelt sich ganz von alleine, wenn man im Üben immer wieder einen Fokus darauf legt, ohne aber gleich etwas erreichen zu müssen. Wesentlich ist dabei immer, dran zu bleiben durch ein kontinuierliches Üben. Dann taucht es mit einem Mal auf, und man weiß nicht, wie das nun gerade passiert. Das erinnert mich sehr an meine Vorgangsweise, besser weniger zu machen, aber dies in einer Kontinuität über einen längeren Zeitraum. Taiji ist ein innerer Vorgang. Weiter erzählt er aus seiner Erfahrung. Im Pushhands ist die Bewegung innerlich kreisförmig, während sie nach außen hin immer als gleichmäßig oder geradeaus wahrgenommen wird. Der Gegner soll nicht sehen können, wo hin sich mein Zentrum bewegt. Der Vorgang findet innerlich statt. Im Zhan Zhuang lernen und verfeinern wir das Finden des eigenen Zentrums. Im Pushhands probieren wir es aus. Ich versuche etwas Pushhands mit ihm und es ist erstaunlich, wie die Druckenergie, die ich abgebe, bei ihm nach innen irgendwohin verschwindet, absorbiert wird. Und plötzlich kommt dann die Energie wie aus dem Nichts unmittelbar zurück. Wesentlich ist dabei in der Körperachse, dem Zentrum zu bleiben. Das Zentrum ist beständig. Alles bewegt sich innerhalb des Zentrums, der Körpersäule und hat Veränderung in der Bewegung zur Folge. Das Zentrum bleibt.

Folge in der Bewegung der „schiebenden Hände" immer dem Kreis, beobachte den Kreis. Das Gerade im Gebogenem finden und das Gebogene im Geraden finden. Jeder geraden Bewegung wie z.B. zu einem Push (Abgeben von Energie), geht eine kreisende oder umkehrende Bewegung voraus (Sammeln, Akkumulieren von Energie). Nicht ich bereite den Push vor, denn das erzeugt harte Kraft und Anstrengung. Sondern „es" , das Zusammenspiel von Bewegung und Aufmerksamkeit, bereitet den Push vor. Die Energie des Pushes kommt aus dem kreisförmigen Schwung, aus dem Fluss der gesamten Bewegung und dem Momentum. Es soll sich ganz leicht ergeben, so wie Wasser etwas trägt oder schiebt. Das entspricht dem Prinzip "Zi Ran" - aus der eigenen Natur kommend.

Das Prinzip “Haften und Gleiten”. Oft wird nur “Haften” erwähnt. Es fügt sich aber beides zusammen. Im Haften ist auch ein Gleiten und in einem Gleiten ist auch ein Haften. Verliere also beim Gleiten nicht den Kontakt zum Partner. Beim Haften wiederum hänge ich nicht fest, versuche eine Position zu verändern, ohne den Kontakt abreißen zu lassen.

Den Gedanken des Verteidigens oder Abwehrens mit dem Gedanken des “Gehen Lassen” austauschen. Die geistige Haltung des “Loslassen” macht dich erst elastisch und beweglich im Pushhands. Versuche, Leere und Fülle zu finden und zu unterscheiden. Erst über das Loslassen kann diese Fähigkeit entwickelt werden, was sich langfristig auch über die Taiji Form hinaus auswirkt.

Ein Freund spricht davon, dass man nur dann in der Gegenwart, im jetzigen Moment ist, wenn man fühlt oder der Intuition des Herzens folgt. Würde man denken, oder sich über einen Gedanken definieren oder identifizieren, so wäre man immer etwas voraus oder zu spät, also gewissermaßen in der Zukunft oder in der Vergangenheit. Nur der intuitive Gedanke könne im Hier und Jetzt sein. Der Prozess des Denkens, selbst wenn es nur ein kurzer Gedanke ist, brauche Zeit. Und diese Verzögerung verhindere letztendlich, im Moment zu sein. Das trifft sich genau mit dem Thema, das wir heute beim Pushhands hatten. Denke ich auch nur einen Bruchteil einer Sekunde darüber nach, was ich nun tun soll, wenn die Kraft des Gegners kommt, so bin ich bereits zu langsam und gehe schnell aus der Balance. Es bleibt keine Zeit, darüber nachzudenken, wie ich der Kraft des Gegners begegne, denn dies entspringt dem

Fühlen, der Intuition, der Achtsamkeit. Letztendlich ist diese Intuition, die Achtsamkeit ein Selbst-Vergessen, nur ein natürlicher Prozess aus der Leere.

Der Hof um den Mond

Bei der Meditation oder im Zhan Zhuang den Fokus nicht scharf auf den kleinsten Punkt legen. Den Fokus vage lassen. Selbst wenn dieser Fokus vage ist, bewirkt er etwas. Wenn ich den Hof des Mondes anschaue, dann sehe ich ohnehin den ganzen Mond. Nur zu Beginn, wie ein Werkzeug, gehe ich durch den ganzen Körper und frage vielleicht: „wo ist mein Rückgrat, mein Ellbogen, mein Arm?" Das ist ein Hilfsmittel zu Beginn des Lernprozesses, die Fähigkeit *erkennen und zu wissen*.. Dann kann ich das Werkzeug wieder weglegen und es entwickelt sich eine Gesamtaufmerksamkeit.

Anfängergeist

Die Schönheit liegt im Detail. Bei vielen alten Taiji Meistern, die sehr lange praktizieren, verschwindet die Form wieder. Sie ist in ihrer Rundheit für das ungeübte Auge kaum mehr zu erkennen. Die Rundheit in der Ausführung ist aber immer noch da, sie hat sich nur verkleinert. Die Form wird mehr und mehr innerlicher. Während zu Beginn die runden Bewegungen noch groß sind, werden sie wieder kleiner. Im Pushhands ist es viel schwieriger, kleine Kreise des Partners auszumachen, als große Kreise in seiner Bewegung. Je kleiner die Kreise werden, desto mehr fügt sich eine runde Bewegung zu einer Spirale. Diese Spiralen konzentrieren sich zu einem Pfeil.

Immer wieder habe ich in der Anwendung im Pushhands die Erfahrung gemacht, dass diese feinen Spiralen, die wie ein Pfeil vom Partner kommen, schwer vorrauszufühlen sind. Ich habe ein Gespräch mit einem Freund über dieses Thema. Er meint, im Video bei Zheng Man Qing sehe man keine runden Bewegungen. Zheng Man Qing gehe immer geradewegs nach vorne, ohne es mit einer runden Bewegung aus dem Zentrum einzuleiten. Genau das ist für unser Auge lange Zeit nicht zu erkennen, was sich im Detail in der Bewegung während der Form abspielt. Nur über die eigene Erfahrung im Taiji können wir es erkennen. Was du selbst erfahren hast, kannst du auch von außen intuitiv wahrnehmen. Selbst bei Master Lim in Penang war es lange schwer zu erkennen, wie seine runde Bewegung läuft, wo sie entsteht und wie sie durch den Körper fließt. Ich habe lange nichts gesehen, ebenso wie in dem Zheng Man Qing Video. Ich war anfangs genauso überrascht und konnte es nicht „fühlen". Mir fehlte schlicht die Erfahrung. Seine Form ist sehr wohl rund, aber verkleinert und innerlich. Dabei kommt das Gerade im Gebogenen und das Gebogene im Geraden zum Wirken. Es entwickelt sich auch eine Phase, in der der Geist immer ein klein wenig vorrausläuft und dann der Körper die Bewegung nachvollzieht. Zheng Man Qing legte seinerzeit den Fokus immer stark auf den mentalen Part beim Taiji Quan. Er betont sehr, ein wenig mit dem Geist vorauszulaufen.

Wir sollen die Form immer wieder einmal verlassen und zurück auf Anfang gehen. Im Taiji wird auch vom Anfängergeist gesprochen. Der Anfang ist immer wieder neu. Wir können neues entdecken. Dort liegt das ganze Geheimnis. Dort wird Taiji Erfahrung. Selbst Master Lim begann immer wieder von Neuem das Taiji zu untersuchen, machte Notizen, Skizzen ... Die Form beinhaltet spannende Variationen in der Ausführung eines universalen Prinzips und ist eine Quelle der Inspiration in der Kunst des Taiji Quan. Die Lüftung der sogenannten Geheimnisse im Taiji liegt bei jedem selbst. Das ist das ganze Geheimnis. Ein Taiji Master kann also kein Geheimnis weitergeben. Er zeigt einen Weg, den man selber gehen muss. Taiji entdeckt man für sich selbst, aus der Erfahrung.

Wenn wir in den Park kommen und üben, ist es nicht nur die Anwendung als Kampfkunst. Jede Minute in der wir Körper und Geist in Einheit bringen, uns darin üben, verlängert sich unser Leben um eine Minute Glück, meint Master Yao. Das schärfen der kleinen Glücke. Er nimmt einen kräftigen Schluck aus der Wasserflasche um Yin-Yang zu veranschaulichen. Er stellt die nun halbvolle Flasche auf seine Handfläche und tatsächlich, er schnippt sie kurz an… genauso wie Master Lim in Penang…

"Ich weiß nicht ob du jemals gemerkt hast, wenn du ganz aufmerksam bist, das da auf einmal absolute Stille ist. Und in dieser Aufmerksamkeit, da ist niemand davor, kein „Ich" was aufmerksam ist. Dieser Zustand, diese Stille oder Leere ist ein Zustand der Meditation".

J. Krishnamurti

III. "Jetzt" ist der Zeitpunkt

Aus verschiedenen Gesprächen in Workshops und Seminaren

Was bedeutet „Taiji" und „Taiji Quan"?

"Taiji" bedeutet, einfach übersetzt, sich bedingende Gegensätzlichkeit und daraus resultierende Dynamik in Balance. Yin und Yang werden diese beiden Gegensätze, die sich bedingen, um existieren zu können, genannt. Im Chinesischen steht hierfür analog ein Berghang mit einer schattigen Nordseite (Yin) und einer sonnigen Südseite (Yang). Oben am Gipfel treffen sich beide - Taiji. Eine weitere Bedeutung von "Taiji" im Chinesischen ist der Polarstern, auch wieder metaphorisch für Stillstand und darum herum kreisende Dynamik.

„Taiji Quan" ist eine Bewegungskunst, die ihren Ursprung in China fand. Es behandelt die drei Hauptaspekte der Meditation, Gesundheitsförderung und Selbstverteidigung. Das Taiji Quan besteht aus einer sogenannten Form, einer Art Choreographie, mit einem festgelegtem Ablauf von koordinierten Bewegungspositionen. Während der ganzen Form wird die Bewegung vom Zentrum aus geführt. Dabei läuft man von einer Position in einem fließenden Übergang in die nächste Position. Die Qualität der Bewegung ist weich, langsam und fließend und trägt daher sehr zur Entspannung, zum Wohlbefinden sowie zum Energieaufbau bei. Irrtümlich entstand im Deutschen auch die Bezeichnung „Schattenboxen", welche wohl daraus resultiert, dass die in Zeitlupe ausgeführten Bewegungen dem eines Kampfes mit einem unsichtbaren Gegner ähneln. Tatsächlich ist das Taiji Quan auch eine Kampfkunst nach dem gleichen Prinzip, das auch aus dem Aikido bekannt ist: Nicht mit harter Kraft kämpfen sondern mit fließender Energie, wie die Kraft des Wassers im Einklang mit der Schwerkraft. Der Gegner wird dabei in die Leere geführt. Während man die Taiji Quan Form solo spielt, werden im sogenannten Tui Shou (Pushhands) verschiedene Positionen als Anwendung im Kontakt mit einem Partner gespielt. Die Betonung liegt hierbei auf "spielerisch" und weniger auf "kämpfen". Die Chinesen nennen es auch gerne „Taiji spielen“ und nicht „Taiji machen“. Das rührt von der sehr spielerischen Qualität des Taiji Quan, her. Aus diesem einen Taiji Prinzip, zentrierte Bewegung in Verbindung mit dem Atem und der Unterscheidung von Yin und Yang, entstanden vielfältige Formen. Diese Grundprinzipien und die präzise Ausführung innerhalb dieser Formen beinhalten die gesamte Essenz des Taiji Quan. Die Formen entstanden durch verschiedene Ideen und Aspekte. So wie sich alles weiterentwickelt, so entwickelt sich auch das Taiji Quan auf natürliche Weise weiter. Neue Aspekte kommen immer wieder hinzu. Im Taiji Quan haben sich so über einen sehr langen Zeitraum viele verschiedene Stile und wiederum den Stilen zugeordnet, jene Formen entwickelt. Die bekanntesten Stile sind der Chen-Stil, der Yang-Stil und der Wu-Stil. In Europa war lange Zeit der Yang-Stil, gekennzeichnet durch jene gleichmäßigen Bewegungen wie ein großer strömemder Fluss, vorwiegend verbreitet. Mittlerweile kam auch der Chen-Stil und Wu-Stil nach Europa. Alle Stile und Formen gleichen sich in den Grundprinzipien des Taiji Quan. Es ist sicher interessant, verschiedene Stile und Formen zu vergleichen, um vielleicht die für einen am besten geeignete Form zu finden. Die Tendenz liegt bei manchen im Lernen vieler Formen, bei anderen wiederum darin, nur eine

Form zu lernen und dann den Fokus auf das tiefere Entwickeln dieser einen Form zu legen. Denn so viele Formen man auch lernen mag, sie führen alle auf das eine Taiji Prinzip zurück. Ein Betrachten diverser Formen ist aber allemal spannend und hilfreich. Einen alleinigen Anspruch, wie er von einigen ausgeübt wird, das ursprüngliche Taiji Quan zu wissen, gibt es daher in diesem Sinne nicht. Jedes Taiji Quan, wird es in präziser Übereinstimmung mit dem Taiji Prinzip ausgeführt, ist das ursprüngliche Taiji.

Im Taiji verwendet man oft das Gleichnis von Wasser oder auch Wolken. Worin besteht da die Verbindung?

Eines der Grundprinzipien des Taij ist die Weichheit. Dies entspricht genau der Qualität von Wasser. Zum einen fließt Wasser den Weg des geringsten Wiederstandes. Es ändert seine Richtung ständig, sobald ein Hindernis auf dem Weg auftaucht. Wasser setzt keinen harten Wiederstand. Wasser ist so weich, dass wir es nicht greifen können. Wir können es nicht einmal mit der Hand zu halten. Zugleich kann Wasser so zerstörerisch kraftvoll sein, wenn es als Tsunamiwelle anrollt. Im „Tao Te King“ von Laotse ist bereits notiert: „Das Weiche besiegt das Harte“. Master Lim Chee Choon brachte immer wieder das Wasser in Verbindung mit dem Taiji. Um die Bewegungsqualität innerlich wie äußerlich zu demonstrieren, oder um das Yin-Yang Prinzip zu veranschaulichen.

Beim Taiji sind die Bewegungen ja sehr langsam. Wie passt das zusammen, die Langsamkeit im Taiji und der Alltag?

Wenn wir uns im Taiji Quan langsam bewegen, bedeutet das nicht, dass wir uns im Alltag nun ebenfalls in Zeitlupe bewegen sollen. Durch die wohltuende

Langsamkeit in der Ausführung der Form entwickelt sich eine ganz besondere Aufmerksamkeit, welche uns einen sehr klaren Fokus darauf gibt, was wir gerade tun. Dadurch, dass unser Fokus geschärft wird, bekommt Geschwindigkeit eine ganz neue Qualität. Wir können Dinge nun auch schneller tun, ohne dabei den Fokus zu verlieren und dadurch zerstreut und gehetzt zu werden.

Warum bewegt man sich beim Taiji Quan in Zeitlupe und was ist dabei die „richtige" Geschwindigkeit, wie schnell oder langsam laufe ich die Form?

Man durchläuft die Taiji Form wie einen Film, von einem Bild zum nächsten. Eine Bewegung bedingt die darauffolgende Bewegung. Langsamkeit vergrößert Bewegung in der Wahrnehmung, so wie man in der Zeitlupe, wenn im Fußball ein Tor wiederholt wird, mehr Details des Vorganges erkennen kann. Wenn man mit dem Wort „Zeitlupe" etwas spielt - Zeit haben, sich Zeit nehmen, sich Zeit lassen. Es ist genug Zeit da. Ohne Zeit gäbe es keine Bewegung. Man hat Zeit, etwas genau und groß zu sehen. Durch die Zeitlupe. Die Zeitlupe ermöglicht das genaue Hinschauen, sich einem Geschehen, einem Ereignis, in einem Moment ganz zu widmen. Wie in einem Film. Das Bild hat Zeit. Wir können genau sehen, was passiert. In der Taiji Form laufen wir durch ein Bild in Zeitlupe und selbst das Pushhands spielen wir in Zeitlupe, um die feinen Abläufe zu verstehen, zu erforschen und so zu verinnerlichen. Wird die Form dabei zu schnell gespielt, wird man oft zu hektisch und ungenau. Spielt man die Form zu langsam, bricht der Fluß und man wird zu zerstreut. Harmonie ist wichtig beim Taiji, und diese ergibt sich aus dem „Fühlen" der Bewegung. Es ist also nicht relevant, wie schnell oder wie langsam die Form gespielt wird. Solange ich die Form, jede Bewegung in Ruhe fühlen und dabei wach und präzise sein kann, ist es die richtige Geschwindigkeit. Das Spielen der Taiji Form sollte einem großen, strömenden Fluss gleichen. Dabei können wir das, was wir tun, betrachten und darüber etwas erkennen, verstehen und auskosten. Schließlich findet man nach seinem eigenen Gefühl die richtige Geschwindigkeit. Die Zeitlupe ist dazu also eine genussvolle Technik, die wir nutzen, um Bewegungsvorgänge und uns selbst besser verstehen zu können. Im Alltag darf es ruhig in gewöhnlicher Geschwindigkeit weitergehen. Nur hat diese durchaus eine andere Qualität. Zur Metapher des „Films“ gibt es noch ein kleines Phänomen. Filmt man eine Taiji Sequenz und spielt diese dann rückwärts ab, so ist immer noch die gleiche Bewegungsqualität zu erkennen: eine runde, weiche, fließende Bewegung. Während sich alle, die im Hintergrund vorbeigehen, abgehackt „rückwärts“ bewegen. Das zeigt, wie raffiniert ausgeklügelt dieses Taiji Quan ist, einfach den natürlich universalen Bewegungsprinzipien folgend. Es macht auch durchaus viel Spaß und sorgt für herrliche Verwirrung, wenn man einzelne Bilder der Form einmal „rückwärts“ läuft.

Taiji Quan ist auch eine Kampfkunst. Aber sind andere Kampfkünste nicht effektiver und auch schneller zu erlernen?

Kampfkünste wie Karate oder Thaiboxen sind effektiv, solange man jung ist und von Natur aus viel mehr Energie hat. Mit zunehmendem Alter nimmt die Fähigkeit zu Schnelligkeit und Schlagkraft durch natürlichen Energieabbau ab. Im Taiji Quan ist dies gerade umgekehrt. Man braucht sicher wesentlich längere Zeit um die Fähigkeit, Taiji als Anwendung in der Kampkunst zu entwickeln. Dafür verbessert sich diese Fähigkeit, je länger man Taiji Quan praktiziert, da man über einen langen Zeitraum Energie aufbaut, statt Energie zu verbrauchen. Es ist nicht selten, dass alte Taiji Meister ohne Probleme gegen einen viel jüngeren Kampfpartner aus einer anderen Sparte wie Karate oder Thaiboxen bestehen. Es kommt beim Taiji Quan nicht auf einen harten Krafteinsatz an, sondern vielmehr das Gebrauchen des Geistes. Primär steht der Gedanke an Kampf nicht im Vordergrund. Der Fokus geht vielmehr auf Erkundung und Zentrierung von Körper und Geist in Ruhe und Bewegung. Daraus resultiert Taiji Quan als Kampfkunst wie ein Nebeneffekt.

Beim Sinken werden die Beine immer schwerer. So schwer, dass alle Venen schon gefüllt sind. Wie weit soll man „Sinken“?

Beim Sinken ist auch der Aspekt des Steigens wichtig. Was sinkt, steigt auch wieder. Durch die ständige Gewichtsverlagerung in der Form wird zwischen voll und leer gewechselt. Dies bewirkt ein Sinken und ein Steigen. Mache ich das Bein leer, nehme also Gewicht heraus, steigen die Energie und das Blut in einem Bein und sinken im anderen Bein zur gleichen Zeit. Daher ist es wichtig, das Gewicht nach unten in die Füße sinken und das Rückgrat nach oben wachsen lassen, um einen natürlichen Ausgleich zu schaffen.

Was hat es denn mit dieser „Leere“ auf sich, von der im Taiji oft gesprochen wird?

Mit der „Leere “ ist einfach gemeint, an keinem Gedanken zu haften. Die „Leere “ kann man auch übersetzen in „No”, „Nichts” oder „0”, wie Master Lim es gerne immer benannte. “Da ist nichts”, nicht einmal denken, jetzt diese oder jene Bewegung auszuführen. Der Geist soll ganz leer sein. Da ist niemand. So wird die Bewegung ganz natürlich. J. Krishnamurti drückte es einmal sehr fein aus, wenn man sich ganz etwas hingibt, sich als „Ich“ dabei völlig vergisst und ganz im Tun aufgeht. Dieser Zustand kommt dem der Meditation gleich. Master Yao meinte ebenfalls, man soll alles von sich werfen, alles draußen lassen, sich innerlich leer machen und die Form laufen. Sehr häufig wird mit dem Begriff „Leere“ im Westen eine innere Leere, Abgrund oder Ödnis verbunden. Dies ist aus der östlichen Perspektive mit „Leere“ nicht gemeint. Die Idee der „Leere“ ist stark vom Buddhismus beeinflusst. Dort ist eine der Kernaussagen: „Betrachte die Welt als leer.” Dies bedeutet nicht eine leblose Leere oder ein Vakuum. Es ist schlicht die unentwegte Veränderung (Impermanenz) aller Dinge und Erscheinungen gemeint. Ein großer Lebensfluss. Alles ist in Bewegung, nichts haftet an. Es gleicht einem Rad mit Speichen. Dreht sich das Rad so sind die Speichen nicht mehr sichtbar. Als wäre da nun eine Leere zwischen Nabe und Reifen. Und doch sind die Speichen noch da, in Bewegung. Bewegung ist Beständigkeit.

Bei der Meditation im Sitzen, oder im Zhan Zhuang, der Meditation im Stehen, versuche ich an nichts zu denken. Aber es scheint, dass es dann noch schlimmer wird. Was tue ich, um an „nichts“ zu denken?

Meditation bedeutet schlicht in der Gegenwart sein. Der gegenwärtige Moment geht immer über den eigenen Körper. Den Körper oder Atem kann ich nur in der Gegenwart wahrnehmen, nicht in der Vergangenheit oder Zukunft. Was bei Gedanken oder Bildern ganz anders sein kann. Dort führt es einen leicht in die Vergangenheit oder Zukunft. Dass eine Unmenge Gedanken auftauchen, gehört zum Prozess der Meditation ganz natürlich dazu. Gedanken, die unerwünscht sind und auch Gedanken, die vielleicht sehr willkommen sind und gerade dadurch leicht ablenken. Versucht man nun, diese Gedanken zu stoppen, werden es noch mehr. Lässt man die Gedanken einfach ziehen und folgt ihnen nicht hinterher, so stellt sich ein „an nichts Denken“ von alleine ein. Als kreisten die Gedanken wie Vögel am Himmel umher. Sie einfach kreisen lassen. Wir lenken den Fokus einfach immer wieder zum Körper, um zur Gegenwart zu kommen. Am leichtesten gelingt dies beim Zhan Zhuang, der Meditation im Stehen, da der Körper durch die stehende Position, stärker wahrgenommen wird. Lenken wir unsere Aufmerksamkeit wieder zum Körper, so können wir den Fokus gezielt auf den Atem legen, ein – und ausatmen – oder zum Rückgrat. Oder den Fokus auf den ganzen Körper legen, also sich gesamt sitzend, oder stehend, wahrnehmen. Es gibt dafür noch weitere verschiedene Techniken, die alle darauf zielen, Konzentration und Achtsamkeit auf natürliche Weise zu entwickeln. Der Knackpunkt bei der Meditation ist also das Nicht-Tun. Wir können Meditation nicht tun. Meditation ist, es einfach geschehen lassen. Der Fokus liegt hierbei bei “lassen”. Das bedeutet zum einen, dass ich eine gewisse Kontrolle aufgeben muss. Zum anderen brauche ich aber eine gewisse Kontrolle, um in der Gegenwart zu bleiben. Schauen, Achtsamkeit und Erkennen kommt an die Stelle der Kontrolle.

Was ist denn der Unterschied zwischen Taiji Quan und Qigong?

Taiji Quan ist ebenfalls Qigong. Qigong ist ein sehr großes Übungssystem mit einigen tausend verschiedenen Übungen. Taiji Quan ist ein Teil dieses Übungssystems. Im Taiji Quan kommt zum meditativen und gesunderhaltenden Aspekt der dynamische Aspekt der Selbstverteidigung hinzu. Dadurch ist die Taiji Form eine in sich raffiniert entwickelte Bewegungskunst, in der alle Bewegungsrichtungen mit einbezogen sind. Dies sind die Richtungen zu acht Seiten sowie oben und unten. Aufgrund seiner Langsamkeit in der Ausführung hat Taiji Quan die gleichen Wirkungen wie andere Qigong Übungen. Es zielt auf eine gesamte Vitalisierung des Körpers und Geistes als Einheit ab.

Wann und wie beginnt Taiji zu wirken?

Es fängt bereits mit der ersten Bewegung an zu „wirken“. Wenn man sich fragt, wo setze ich den Schritt, nach wohin sollte ich mich ausrichten, wo kommt die Hand hin? Dies ist bereits ein Zeichen, dass Taiji wirkt. Denn der Prozess der Aufmerksamkeitsentwicklung setzt hier schon ein. Der erste Schritt, den wir in der ersten Taiji Stunde setzen, ist bereits Auseinandersetzung mit der Bewegung. Vielleicht erst einmal durch die Art der Bewegung irritiert sein, gehört mit dazu. Taiji Quan ist kein Work Out, und doch können bestimmte Wirkungen wie starkes Schwitzen auftauchen oder anfangs auch Erschöpfung. Dies hat zum einen mit einer verstärkten Energiezirkulation zu tun, zum anderen auch mit der gerade zu Beginn sehr hohen Konzentrationsanforderung „etwas richtig machen zu wollen”. Taiji Quan kann man nicht richtig machen. Taiji Quan ist ein intuitiv fühlender Prozess und entspricht mehr dem “Lassen” als dem “Tun”. Loslassen und laufen lassen sind immer wieder auftauchende Stichworte in einem Taiji Unterricht. Jemand sagte einmal, er müsse nun aufgeben Taiji zu lernen, damit er es lernen kann. Es ist spannend, welche weiteren Entdeckungen man im Laufe der Zeit durch die Erfahrung mit Taiji, macht. Wenn einem Körperhaltungen im Alltag plötzlich auffallen, wie man am Steuer im Auto sitzt, oder schlicht, wie man steht. Das sind Zeichen von Fortschritt im Taiji, die Entwicklung von verfeinerter Aufmerksamkeit. Einer meinte einmal, dass er bestimmte Stellen im Körper früher gar nicht gespürt habe und plötzlich tauchten sie auf. Wenn er dann am Computer sitze, fiele ihm plötzlich auf, wie er sitzt und er könne die Haltung ändern. Ein anderer erzählt, dass er immer völlig verkrampft auf dem Fahrrad saß und schwer vorankam, was ihm aber lange nicht bewusst war. Dann, wie er es auf einmal bemerkte, änderte er die Haltung und plötzlich wurde er viel größer und kam leichter voran. Es macht einen feinen Unterschied ob ich eine Türe mit der Hand oder dem ganzen Körper aufdrücke, dabei die Hand nur im Kontakt mit der Türe ist. Der ganze Körper drückt als Hand. Es sind viele kleine spannende Entdeckungen, dass Bewegung viel effizienter wird. Gewöhnliche Dinge tun sich spielerischer.

Sollte ich Taiji Quan täglich üben, und wann ist denn der beste Zeitpunkt?

Den idealen Zeitpunkt gibt es nicht. "Jetzt" ist der Zeitpunkt. Da Taiji Quan eine Gegenwartskunst ist, kann es immer und überall geübt werden. Sei es, dass ich eine ruhige Stelle in einem Park finde oder zuhause, dort die Form oder Zhan Zhuang spiele. Oder schlicht mit etwas Aufmerksamkeit durch den Körper gehen. In jeder alltäglichen Situation wie beim auf die

U-Bahn Warten, beim Bus fahren. Da kann man wunderbar mit dem „Sinken" und der Balance spielen ohne, dass es groß Aufsehen erregt. Und „Warten" bekommt eine ganz andere Qualität. Oftmals kommt die Aussage, dass man keine Zeit findet, um zu üben. Dieses Problem ist mir sehr vertraut. Es ging mir sehr ähnlich. Ich nahm, als ich Anfang zwanzig war, an einem Kurs für Autogenens Training teil. Wir hatten einmal die Woche Unterricht und dazwischen sollten wir versuchen zu Hause täglich zu üben. Nach ein paar Wochen fragte der Lehrer in die Runde, wie es mit dem Üben gehe. Ich antwortete ich ihm, dass ich oft keine Zeit zum üben finde. Da sah er mich an und fragte ganz ruhig, wie viel Zeit ich damit zubrächte, um für mein Konto zu arbeiten. Ich verstand die Frage zuerst nicht ganz, wusste nicht, worauf er hinaus wollte. Er fragte nochmals nach den Stunden die ich für das Konto arbeite. Ich antwortete, etwa acht Stunden, vielleicht auch hier und da neun. Daraufhin meinte er lächelnd: „Na dann sind zehn Minuten für einen selbst, in denen man sich etwas Gutes tut, nicht zu viel." Da ging plötzlich eine Türe auf. Oft genug über die Jahre erinnerte ich mich an diese Antwort. Ist es nicht am Morgen, dann vielleicht am Abend. Zehn Minuten des Tages sich etwas Gutes tun...

"Es gibt da einen Zusammenhang zwischen Kampfkunst und Kalligraphie. Selbst der Pinsel wird so vom Geist in der Hand geführt, dass es wie eine Yin-Yang Form ist. Der Pinsel wechselt ständig von dicken zu dünnen Strichen. Alles fließt rund mit der Tusche. Die Balance zwischen dem Yin und Yang der kalligraphierten Striche ergibt diese ästhetische Harmonie. Genauso soll der Geist den Körper bei der Form führen. Spiele das Yin-Yang. Das Führen des Körpers im Taiji ist eine Kunst"
Koay Keng Chuan

IV. Anleitung

Hier möchte ich gerne eine Anleitung für eine Auswahl an Übungen aus dem Taiji Quan geben. Das kleine Übungsprogramm besteht aus Schwingen, Zhan Zhuang, Mocabu, Wolkenhände und einem kurzen Teil der Taiji Form. Das Programm kann für jeden sehr individuell gestaltet werden. Es können auch bestimmte Übungen ganz nach Wunsch probiert werden. Bei allem – Übungen, Schwingen, Zhan Zhuang, Mocabu und Taiji – geht es um ein „weniger ist mehr“. Also besser immer nur für einen kurzen Zeitraum üben, von fünf Minuten bis vielleicht zwanzig Minuten. Dafür darin eine Kontinuität, sich etwas Gutes tun, finden.

Schwingen

Beim Schwingen lockern und wärmen wir den Körper leicht auf und werden mit dem Grundprinzip der Taiji Bewegung vertraut. Jede Bewegung kommt aus dem Körperzentrum und die Arme und Hände folgen. Das „Köperzentrum“ meint Hüften, Dantian und Körpermittelachse. Später werden wir entdecken, dass das Spielen der Taiji Form nichts anders ist als Schwingen in Zeitlupe.

1. Einfaches Schwingen: Die Füße parallel, in etwa hüftbreit stellen. Die Knie loslassen durch leichtes Beugen. Beginnen, aus den Hüften und der Körpermittelachse zu schwingen. Wir schwingen wie eine Drehtüre, leicht nach links, leicht nach rechts, und bleiben dabei immer in der Mittelachse. Der Körper schwingt als Ganzes. Die Bewegung kommt immer

aus dem Körperzentrum, den Hüften und der Mittelachse. Das Gewicht kann beim Schwingen jeweils leicht nach rechts und leicht nach links verlagert werden. Der Kopf dreht jeweils von alleine mit. Der Blick geht, schwinge ich nach links, ebenfalls leicht nach links. Schwinge ich nach rechts, geht auch der Blick leicht nach rechts. Die Arme sind locker, wie Spaghetti, und wir lassen sie mitschwingen.

2. Schwingen nach vorne: Die Füße parallel, in etwa hüftbreit stellen. Die Knie loslassen durch leichtes Beugen. Nun aus dem Boden heraus über die Füße, Knie, Becken, Körpermittelachse die Arme leicht vor und zurück schwingen lassen. Der ganze Körper schwingt. Die Knie locker leicht mitwippen lassen, so dass der ganze Körper ins Schwingen kommt. Schultern, Ellbogen und Handgelenke locker lassen.

3. Variation: im Bogenschritt vor und zurück schwingen. Beim Bogenschritt (der auch in der Taiji Form wieder auftaucht), stellen wir den rechten Fuß nach vorne, den linken Fuß nach hinten. Der linke Fuß wird von der Ferse weg leicht nach außen gedreht, so dass die Fußspitze etwa 45 Grad nach außen zeigt. Beim vor und zurück Schwingen wird das Gewicht jeweils leicht verlagert. Schwinge ich vor, verlagert sich das Gewicht in den rechten Fuß. Schwinge ich zurück, verlagert sich das Gewicht zurück in den linken Fuß. Die Position kann dann gewechselt werden: Linker Fuß vorne, rechter Fuß hinten, im 45 Grad Winkel.

4. Variation: Die Füße parallel, in etwa hüftbreit stellen. Die Knie loslassen durch leichtes Beugen. Wechselweise beim Schwingen nun mal den linken, dann den rechten Arm nach vorne gehen lassen.

Auch hier kommt die Bewegung aus der Körpermittelachse.

5. Seitwärts Schwingen. Die Füße etwas breiter stellen. Die Knie loslassen durch leichtes Beugen. Aus dem Körperzentrum nach links und nach rechts schwingen. Die Arme dabei „mitfliegen lassen“, als würde man mit einem großen Klöppel einen großen Gong schlagen. Die Bewegung kommt dabei aus der Körpermittelachse. Das Gewicht verlagert sich nach links beim nach links Schwingen und nach rechts beim nach rechts Schwingen. Der Blick folgt ebenfalls.

Zhan Zhuang (meditatives Stehen)

Beim Zhan Zhuang als stehendes Qigong können wir den Fokus ganz auf das Loslassen und Erfühlen der Körpersäule setzen. Im Zhan Zhuang erfahren wir die Grundposition der Taiji Form. Daher ist Zhan Zhuang eine sehr gute Ergänzung zu Taiji Quan.

Die Füße parallel, in etwa hüftbreit stellen. Die Arme nach oben steigen lassen, bis auf Schulterhöhe. Die Schultern und Ellbogen leicht sinken lassen. Dabei leicht in die Knie gehen, als würde man sich im Stehen auf einen hohen Sessel setzen. Die Position der Arme ist nun, als würden sie einen großen leichten Ball halten oder einen Baum umfassen. Während des Stehens immer wieder versuchen, in den Schultern loszulassen, den Atem beobachten und immer wieder mit der Aufmerksamkeit durch den Körper wandern. Füße – Knie – Becken – Rückgrat (Körpermittelachse) – Kopf – Schultern – Arme – Hände – Brust –

Bauch. Als würde man den Körper mit Aufmerksamkeit „abscannen“.

Stehen als würde man auf der Spitze einer Pyramide oder auf einen großen Ball sitzen. Den Fokus nicht auf die Muskeln, sondern auf die Knochen legen. Die Muskeln können so entspannt werden. Den Fokus durch die Knie in die Füße gehen lassen. Der Fokus soll nicht bei den leicht gebeugten, losgelassenen Knien sein, da diese sonst verspannen und das Körpergewicht von den Knien gehalten wird. Die Knie werden nur soviel gebeugt, dass sie locker sind.

Weiters können wir während des Stehens mit der Vorstellung arbeiten, einen feinen Wasserfilm – wie ein Wasserfall oder eine Dusche – über den Körper gerade nach unten fließen zu lassen. Dies kann mit dem Atem verbunden werden. Der Atem soll dabei nicht forciert werden. Es geschieht mehr aus der Vorstellung heraus, und der Atem kommt mit der Zeit ganz natürlich mit dazu. Den Fokus daher zu Beginn nicht auf den Atem legen sondern auf die Vorstellung des Wasserfilms. Wasser steigt am Rückgrat entlang nach oben beim Einatmen. Einen Wasserfilm nach unten fließen lassen, über das Gesicht, Brust, Bauch zu den Füßen. Bei jedem Ausatmen. Ist mir kalt, lasse ich warmes Wasser über den Körper fließen. Ist mir heiß, lasse ich kühles Wasser über den Körper fließen. So schaffen wir mit der Vorstellung einen Yin-Yang Ausgleich.

Die Vorstellung des Wasserfalls unterstützt den Prozess des Sinken ebenso wie das Bild eines Aufzuges der in einem Bergwerk nach unten fährt. Das Qi sinkt nach unten, der Körper bleibt aufrecht wie ein Berg, in dem der Aufzug nach unten fährt.

Nur solange stehen, wie es möglich ist. Wird es zu anstrengend und ermüdend, die Arme langsam sinken lassen, etwas schwingen und nochmals versuchen. Das Zhan Zhuang soll sich auf natürliche Weise entwickeln. Eine Stehdauer von zwei bis fünf Minuten zu Beginn. Mit zunehmender Erfahrung verlängert sich die Dauer ganz natürlich. Es soll also kein „Durchstehen" oder gar „Durchhalten" sein.

Eine weitere Variation ist das Zhan Zhuang auf einem Fuß. Den leeren unbelasteten Fuß dabei leicht auf Kniehöhe anheben und als Test leicht locker schwingen lassen.

Mocabu (meditatives Gehen)

Beim langsamen Gehen muss ich nirgendwo hingehen, ich kann einfach nur gehen. Alle Aufmerksamkeit kann auf den Vorgang des Gehens gelenkt werden. Ein spielerischer und experimentierfreudiger Umgang mit der Übung unterstützt den Prozess um vieles.
Aus der Anfangsposition, stehen, Gewicht auf beide Füße gleich verteilen, Gewicht sinkt nach unten, Rückgrat wächst nach oben. Füße mit der Erde verbinden, Scheitel mit dem Himmel verbinden. Auf dem Scheitel in der Vorstellung etwas auflegen, ein kleines Blatt, einen Wassertropfen, ein Puderzuckerhäufchen... Dieses durch den Raum beim Gehen transportieren.

Beim Gehen geht die Aufmerksamkeit auf das Sinken. Dabei legen wir den Fokus auf eine klare Gewichtsverlagerung zwischen dem vollen und dem leeren Fuß. Aus dem Stehen zu Beginn den ersten

Schritt setzen. Dabei den Fuß (rechts oder links beginnen, nach Belieben) von der Ferse weg abheben, weich und langsam ein kleines Stück, wie wenn man durch Wasser watet, nach vorne gleiten lassen. Den Fuß dann mit der Ferse zuerst aufsetzen (wie beim natürlichen, alltäglichen Gehen), dann „kontakten", also noch kein Gewicht hineingeben, sondern nur die Fußsohle am Boden fühlen. Dann das Gewicht langsam hineinfließen lassen. Dort wo Gewicht hineinfließt, wird der Fuß voll. Wo zugleich Gewicht herausfließt, wird der Fuß leer. Bei jedem Schritt wird also der vordere Fuß voll, der hinter Fuß leer. Während das Gewicht beim Verlagern vorne hineinfließt oder sinkt, kann der hintere Fuß zugleich von der Ferse weg wieder leicht angehoben werden. Den hinteren Fuß dann weich nach vorne gleiten lassen, weich aufsetzen, „kontakten" und Gewicht hineinfließen lassen. Kleine Schritte setzen. Der Oberkörper bleibt beim Mocabu immer auf gleicher Höhe.

1. Variation. Die Hände beim Gehen locker nach hinten am Rücken verschränken (spazieren gehen) oder vorne vor dem Zentrum locker auflegen oder die Hände an den Körperseiten lassen. Dies auch während des Gehens nach Belieben verändern. Dabei aber immer mit dem Fokus (Achtsamkeit) in der Übung bleiben. Auch Pausen machen beim Gehen, einfach wieder einmal stehen, dabei ebenfalls in der Übung bleiben.

2. Variation. Das Gehen in der Position des Zhan Zhuang, die Arme als „Ball halten" oder „Baum umfassen". Es kann auch damit experimentiert werden, die Arme, wenn der Schritt gesetzt wird, leicht auseinandergehen und wieder zusammenkommen zu

lassen, in etwa wie ein Akkordeon. Also den Ball etwas vergrößern oder verkleinern.

3. Variation. Das Gehen mit den Händen seitlich am Körper, etwa auf Hüfthöhe, wie auf einer Wasserfläche aufgelegt. In der Vorstellung durchs Wasser waten, versuchen, dass das Wasser dabei nicht in Bewegung kommt. Die Hände seitlich am Körper mit dem Gehen mitzuführen unterstützt die Balance und intensiviert zugleich den Qi-Fluss. Das Bild des durchs Wasser waten erhöht die Konzentration und Achtsamkeit. Es soll dabei auch ein leichter Widerstand imaginiert werden. Eben als ob man durchs Wasser geht und das Wasser einen bestimmten Widerstand gibt. Es geht dabei vor allem darum zu sehen, wie viel Energie man aufbringen muss, um einen Schritt auszuführen. Und wie man dabei auch die Energie im ganzen Körper verteilt, um zugleich in stabiler Balance und elastischer Bewegung zu bleiben.

4. Variation. Gehen rückwärts. Dabei kleine Schritte setzen. Dies bringt auch den Fokus sehr leicht wieder zurück in die Gegenwart (des Gehens), sollte man in Gedanken und Bildern abschweifen (was besonders zu Beginn sehr natürlich ist).

Wesentlicher Aspekt beim Gehen sind Pausen. Einfach zwischendrin immer wieder einmal stehen, wenn man die Richtung wechselt, umdrehen möchte. Die Bewegung des Gehens nachwirken lassen, den Körper mit Aufmerksamkeit abtasten. Besonders dann, wenn der Fokus verloren gehen sollte.

Wolkenhände (als Qigong)

Etwa hüftbreit stehen, Füße parallel. Knie leicht gebeugt. Ein Drehung aus der Körpermittelachse nach rechts, etwa 45 Grad. Das Gewicht verlagert sich leicht in den rechten Fuß. Die rechte Hand kommt nach oben, vor die Körpermittelachse, auf Brusthöhe, geführt von der Bewegung aus der Körpermittelachse. Rechte Schulter und rechten Ellbogen entspannt lassen. Zugleich gleitet die linke Hand vor der Körpermittelachse auf Bauchhöhe mit. Dann aus dem rechten Fuß und über die Körpermittelachse eine Drehung nach links, etwa 45 Grad. Das Gewicht verlagert sich leicht in den linken Fuß. Die linke Hand steigt nun, vor der Körpermittelachse, nach oben auf Brusthöhe. Linke Schulter und linken Ellbogen entspannt lassen. Die rechte Hand sinkt zugleich und gleitet vor der Körpermittelachse auf Bauchhöhe mit. Dann wieder nach rechts drehen ... Was sinkt, führt. Was steigt, folgt und sorgt für Ausgleich. Es gleicht einer Drehtüre. Ein drehen des ganzen Rumpfes mit Schultern und Kopf, die Arme folgen im Wechsel. Dieses Bild aus der Taiji Form kann als Qigong beliebig lange gespielt werden und macht neben einer wohltuenden Wirkung, die Koordination der Taiji Bewegung, verständlicher.

Vorbereitung zur Form

Füße zu Beginn parallel in etwa hüftbreit stellen. Knie leicht gebeugt, nicht durchstrecken. Knie gehen nicht über die Fußspitze hinaus. Es ist in etwa eine Position, als würde man sich auf einen hohen Hocker setzen. Das Gleichgewicht in den Füßen finden.

Alles Gewicht nach unten sinken lassen. Wird der Unterkörper schwer, wird der Oberkörper leicht und umso beweglicher. Das Bild von Wasser, das schwer nach unten sinkt und an der Oberfläche leicht und beweglich wird. Unten Yin, oben Yang. Nach unten hin zur Erde schließen, kompakt werden, nach oben hin zum Himmel öffnen.

Den Scheitel von einem Faden leicht nach oben ziehen lassen. Am Himmel oder an einem Stern aufgehängt sein. Also leicht nach oben gezogen werden, zugleich etwas nach unten sinken durch die leicht gebeugten Knie. Sich vom Boden tragen lassen. Das Rückgrat wird dadurch aufrecht, der ganze Rücken etwas „langgezogen". „Die Erde mit dem Himmel verbinden".

Die Schultern locker hängen lassen, leicht öffnen als wäre eine Zitrone dazwischen.

Der ganze Körper bewegt sich als Einheit. Jede Bewegung kommt aus dem Zentrum, ein Zusammenspiel mit den Hüften und der Körpermittelachse. Das Zentrum befindet sich etwas unterhalb des Bauchnabels. Das Rückgrat ist die Körpermittelachse. Der Rumpf von Becken bis zum Kopf bewegt sich dadurch als ein Ganzes. Die Arme folgen der Bewegung des Rumpfes. Das Zentrum und die Körpermittelachse mit dem Zentrum der Erde, mit den kleinsten Punkt im Kern der Erde, verbinden.

Die Schritte während der Form immer in etwa hüftbreit setzen für stabilen Stand und Beweglichkeit.

Weiche runde und fließende Bewegungen, „ein großer strömender Fluss". Nicht zu schnell, nicht zu langsam. Als Vorstellung hilft das Ziehen eines Seidenfadens aus einem Kokon. Zieht man zu schnell, reißt er. Zieht man zu langsam, bekommt er keine Spannkraft.

Den Atem nicht forcieren. Den Atem einfach mitgehen lassen. Der Atem passt sich nach einiger Zeit ganz natürlich der Bewegung an. Als Orientierung: Beim Steigen z.B. einen Schritt dabei setzen, einatmen. Beim Sinken ausatmen.

Bei Ball halten immer: Handflächen schauen zueinander, Ball vor Körpermittelachse halten, dadurch bessere Balance. Den Ball dabei nicht festhalten, sondern die Arme und Hände locker und entspannt, in Übereinstimmung mit der Körpermittelachse mitbewegen lassen.

Finde und bewahre bei jedem Bewegungsbild sowie bei jedem fließenden Übergang von einem Bild ins nächste das Zentrum.

Die Grundbewegung beim Spielen der Form ist wie schwingen in Zeitlupe. Das Bewegungsprinzip im Taiji gleicht dem einer Schwingtüre.

Der Blick ist nicht forciert, gleicht einem Panoramablick.

Alle Gedanken an Sonstiges außen vor lassen. Der Fokus geht alleinig auf die Bewegung in der Form. Die Bewegung erfühlen und genießen.

Eine klare Orientierung im Raum. Als Hilfe dient die Vorstellung eines Kompasses. Wir beginnen dabei immer im Norden (dies muss allerding nicht mit dem wirklichen Norden übereinstimmen). Alternativ dazu kann auch die Vorstellung einer Uhr genommen werden. Dabei beginnt die Form bei 12 Uhr. Unser Zentrum, die Körpermittelachse ist dabei die Mitte des Kompasses oder der Uhr, von wo die Zeiger weggehen.

Die nun folgende Form ist ein Ausschnitt, die Bilder oder Positionen 1 – 7, aus der vereinfachten Yang-Stil Form nach Zheng Man Qing. Diese Form enthält im Gesamten 37 Bewegungsbilder. Bild 7, der „Abschluss" wurde in dieser kurzen Version der Form vorgezogen, befindet sich also in der Originallänge der Form an anderer Stelle. Durch das Bild „Abschluss" kommen wir wieder zur Ausgangsposition und können den kurzen Teil, nach Wunsch mehrmals, wie eine Schleife laufen.

Die Taiji Form (ein Ausschnitt. Bild 1 – 7)

Bild 1: "Qi wecken" oder, „Eröffnung der Form". Gewicht auf beide Füße gleich verteilt. Es kommt etwas aus dem Boden, steigt leicht wie Wasser. Die Meerwelle steigt – Arme nach oben bis auf Schulterhöhe steigen und wieder sinken lassen – Meerwelle sinkt nach unten. Armgelenke entspannen beim sinken lassen der Arme.
Kompass: Norden / 12 Uhr

Bild 2: „Abwehren links". Gewicht leicht nach links sinken lassen, aus dem Zentrum nach rechts drehen, die rechte Hand kommt nach oben vor Körpermittelachse etwa auf Brusthöhe – Gewicht nach rechts, den Ball halten, rechte Hand oben, linke Hand unten. Linken Fuß abheben, Schritt nach vorne, von rechts

nach links verlagern, drehen , sinken ins linke Bein, linke Hand oben vor der Körpermittelachse etwa auf Brusthöhe, rechte Hand unten seitlich, Körper wie auf ein Luftkissen aufgelegt. Die Handfläche zeigt dabei nach unten.
Kompass: Norden / 12 Uhr

Bild 3: „Abwehren rechts". Gewicht bleibt links, rechten Fuß abheben, drehen nach rechts in die Ecke, Ball halten, Schritt mit rechtem Fuß nach rechts, verlagern, drehen, sinken in rechten Fuß, rechte Hand kommt nach oben vor die linke Hand, ein kleiner Ball ist vor der Körpermittelachse etwa auf Brusthöhe.
Kompass: Osten / 3 Uhr

Bild 4: „Zurückrollen". Aus dem Zentrum ein wenig nach rechts drehen , *Südosten*, dabei den Ball mitdrehen lassen, linke Hand unten, rechte Hand oben. Die Handflächen schauen dabei etwas versetzt zueinander, als hielten sie einen großen Ball. Gewicht von rechts nach links verlagern, von *Südosten* nach *Nordwesten* drehen, linken Arm mitschwingen lassen, Blick folgt, linke Handfläche dreht leicht nach oben. Aus der Hüfte wieder nach rechts drehen, nach *Osten*. Linker Arm und Hand folgen. Die linke Hand klappt so in die rechte Hand vor der Brust.
Kompass: Osten / 3 Uhr

Bild 5: „Drücken". Verlagern von Gewicht links hinten nach Gewicht rechts vorne. Wie einen Bug eines Bootes leicht durchs Wasser gleiten lassen. Beide Handflächen berühren sich und schauen im Kontakt zueinander vor der Körpermittelachse auf Brusthöhe.
Kompass: Osten / 3 Uhr

Bild 6: „Stoßen“. Gewicht nach hinten links verlagern, Hände öffnen, alles etwas sinken lassen. Gewicht nach vorne rechts verlagern und snken. Einen großen Ball durchs Wasser schieben, gleiten lassen. Die Hände vor dem Körper, etwa auf Brusthöhe.
Kompass: Osten / 3 Uhr

Bild 7: „Abschluss“ (Hände kreuzen). Gewicht nach links verlagern. Die Hände auf der Wasserfläche auflegen, drehen nach links, Norden, die Arme beschreiben einen großen Kreis links und rechts, als würde man einen Vorhang öffnen. Das Gewicht ist dabei rechts, die Arme sinken lassen, linken Fuß parallel zum rechten Fuß stellen, die Hände unten kreuzen, rechte Hand unter der linken Hand. Die Hände nach oben ziehen lassen auf Brusthöhe, den Ball nach vorne etwas vergrößern, Hände öffnen, sinken lassen. Die Meerwelle sinkt nach unten. Ab da kann die Form abgeschlossen oder von vorne begonnen werden. Gewicht links, drehen nach rechts.
Kompass: Norden / 12 Uhr

Wir hätten schon gern, dass da jemand im Hirn sitzt und sich das alles anschaut. Aber da sitzt keiner: kein Zuschauer in diesem Theater. Schon gar kein Schauspieldirektor, kein Dirigent. Nichts als Neuronen und ihre Verknüpfungen. Nicht einmal ein Zentrum.
(Wolf S., Neurobiologe)

Glossar

Bild (auch Bewegungsbild oder Position)
Eine festgelegte Bewegung oder Position nach den Grundprinzipien des Taiji. Ein Bild stilisiert eine Anwendung in der Kampfkunst

Dantian
Bezeichnet das Zentrum, Körpermitte oder Körperschwerpunkt, etwas unterhalb des Bauchnabels gelegen.

Form
eine festgelegte „Choreographie“ aus einer bestimmten Anzahl von Bildern oder Bewegungsbildern. In der Form läuft man von einem Bild in das nächste Bild, von einer Position in die nächste Position, mit einem fließenden Übergang.

Georgetown
Das alte Stadtzentrum von Penang, direkt am Meer gelegen, bezieht Chinatown und Little India mit ein. Die Fähre von Butterworth (Festland) legt direkt in Georgetown an.

Lim Chee Choon
1920 – 2008, Taiji Quan nach Zheng Man Qing

Mocabu (auch Walking Zhan Zhuang)
Zhan Zhuang im Gehen. Dabei werden langsam Schritte gesetzt, mit der Vorstellung eines Widerstandes, wie wenn man durch Wasser geht

Meditation
In der Gegenwart sein. Mittels verschiedener Techniken im Sitzen, Gehen oder Stehen, oft verbunden mit dem Atem, wird die Achtsamkeit geübt, welche das „in der Gegenwart sein“ möglich macht

Qi

Einfach übersetzt steht es für Lebensenergie und ist verbunden mit Atem, Atmung, Leben, Vitalität, Wind, Energie, Kraft. Man differenziert, vor allem in der Traditionellen Qinesischen Medizin, verschiedene Arten des Qi

Penang

Liegt auf einer Insel, nahe dem Festland, an der Westküste von West-Malaysia, in Südostasien

Pushhands (auch Tui Shou)

„Schiebende Hände“ ist Taiji Quan im Kontakt mit einem Partner. Dabei gibt es Muster oder Bewegungsbilder sowie Freistil, wo man die Fähigkeit in der Anwendung des Taiji Quan als Kampfkunst übt. Harte äußere Kraft wird dabei vermieden

Stil

Es gibt verschiedene Stile – mit sehr großen und kleinen Bewegungen (Chen-Stil), mit einem sehr gleichmäßigen Bewegungsfluss (Yang-Stil), mit eher klein gehaltenen Bewegungen (Wu-Stil). Innerhalb der Stile gibt es verschiedenste Formen

Taiji

das letztendliche Höchste, auch Balance und Zentrierung. Die Balance kommt aus zwei sich bedingenden Elementen wie Yin-Yang

Taiji Quan

Eine Bewegungskunst, mit Ursprung in China, mit den drei Schwerpunkten Meditation, Gesunderhaltung und Selbstverteidigung. Taiji Quan zeichnet sich durch langsame zentrierte Bewegungen, verbunden mit dem Atem, aus. Es gibt zwei verschiedene Schreibweisen: "Taichi Chuan" in der älteren Wade-Giles, sowie "Taiji Quan" nach der neuzeitlichen Pinyin Schreibweise

Tim Sum (auch Dim Sum)
kleine „Dinge fürs Herz“, kleine Gerichte, gedampft, meist in Reisteig eingewickelte Krabben oder Schweinefleisch, Frühlingsrollen...

Wang Xiang Zhai
1885 – 1963. Entwickelte das Zhan Zhuang und Mocabu

Wuji
Stillstand oder sinnbildlich der leere Kreis, etwas vor dem Ursprung. Zustand vor Taiji.

Wuwei
aus der taoistischen Philosophie. Das Prinzip des Tun durch Nicht-Tun. Handeln durch Nicht-Handeln

Yi
Wird in etwa übersetzt mit „Herz-Verstand“, also die Verbindung von Herz und Verstand, oder auch Intuition, weniger ein Nachdenken, sondern ein intuitiv richtiges Handeln, aus vollkommener Achtsamkeit und Verständnis

Yin-Yang
Zwei Elemente, die sich bedingen. Wie hell – dunkel, schwer – leicht, offen – geschlossen. Yin steht für dunkel, schwer, voll. Yang steht für hell, leicht, leer

Zhan Zhuang
gesprochen „Dschan Dschuang“ . Bedeutet „Stehen wie eine Kiefer oder ein Pfahl“, auch übersetzt mit „Stehen wie ein Berg“. Es ist ein stehendes, stilles Qigong. Es gibt kein Erlernen eines Bewegungsablaufes. Der Fokus geht auf ein inneres Loslassen im meditativen Stehen, zur Stärkung des Qi

Zheng Man Qing
1901 – 1975, Taiji Master, entwickelte aus dem Yang-Stil eine vereinfachte Kurzform mit 37 Bewegungsbildern

Dank an

Master Lim Chee Choon, Penang
Master Chen Liang Yao, Bangkok

sowie

Ali Föger
Florian Baptist Gypser
Ivan Paton
Koay Keng Chuan
Lee Evans
Lim Liew Chuan
Margit Berger
Serafettin Yildiz

Der Autor

Ulrich Gottlieb, geb. 1964 in Deutschland. Körpertheatermacher, Taiji Quan Lehrer, Fotograf, Autor. Taiji Quan Training bei Master Lim Chee Choon, Penang/ Malaysia, sowie Master Chen Liang Yao, Bangkok/ Thailand. Er ist Mitglied in der Penang Taiji Association. In seiner Arbeit im Bereich Körpertheater und Taiji Quan, bewegt er sich im interkulturellen Austausch, zwischen Europa und Südostasien mit Lehrtätigkeit, Workshops und Performances.

Not discipline make it working. Love makes it working. I m a undisciplined person. As I know the benefits I get from the practise of taiji quan, I do it with love and than it goes for itself.